COLEÇÃO ALQUIMIA DE UMA JORNADA

CROMO
FLUIDOTERAPIA
Toques Quânticos das Luzes e Cores

Neste livro em especial, minha gratidão à minha neta Júlia Posser Giroletti, finalista do curso de Design e Moda. Muito aprendi com ela sobre luzes e cores em sintonia e harmonia com o cotidiano de vestir e ser, e sobre a importância de assumir nossa real personalidade no momento de nos envolvermos neste mundo fantástico das formas e cores que fazem parte de nossa vida.

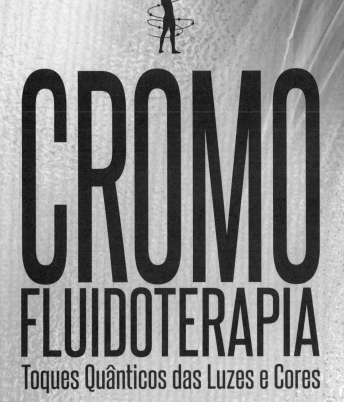

CROMO
FLUIDOTERAPIA

Toques Quânticos das Luzes e Cores

Lígia da Luz Posser

1ª edição / Porto Alegre-RS / 2018

Coordenação editorial: Maitê Cena
Capa e projeto gráfico: Marco Cena
Revisão: Sandro Andretta
Produção editorial: Bruna Dali e Jorge Meura
Produção gráfica: André Luis Alt

Dados Internacionais de Catalogação na Publicação (CIP)

P856c   Posser, Lígia da Luz
       Cromofluidoterapia: toques quânticos das luzes e cores. / Lígia da Luz Posser.
– Porto Alegre: BesouroBox, 2018.
       188 p. ; 16 x 23 cm

       ISBN: 978-85-5527-086-4

       1. Terapia alternativa. 2. Terapia pela cor. 3. Terapia pela luz. 4. Fluidoterapia.
I. Título.

CDU 615.83

Bibliotecária responsável Kátia Rosi Possobon CRB10/1782

Copyright © Lígia da Luz Posser, 2018.

Todos os direitos desta edição reservados a
Edições BesouroBox Ltda.
Rua Brito Peixoto, 224 - CEP: 91030-400
Passo D'Areia - Porto Alegre - RS
Fone: (51) 3337.5620
www.besourolux.com.br

Impresso no Brasil
Setembro de 2018

Sumário

Introdução 7

Capítulo 1
Um conto sobre Cromoterapia 15

Capítulo 2
Cromoterapia, uma técnica milenar 21

Capítulo 3
A física da luz e cor 29

Capítulo 4
Radiação, amplitude, vibração, comprimento e frequência da cor 35

Capítulo 5
Propriedades da cor: físicas, bioquímicas e psicológicas 47

Capítulo 6
Energia Vital e Energia Luminosa 51

Capítulo 7
A profissão de cromoterapeuta 59

Capítulo 8
Termoterapia e as cores 73

Capítulo 9
Clarividência, auras, bolas de luz 77

Capítulo 10
Ação fluídica das cores sobre os chakras 87

Capítulo 11
Cromocristalterapia, Cromoaromaterapia, Cromogeoterapia 95

Capítulo 12
Musicoterapia e cores 105

Capítulo 13
Cromoterapia na organização de ambientes 111

Capítulo 14
Técnica fosfênica e as cores 115

Capítulo 15
Terapias fluídicas com Hidrocromoterapia, água solarizada 123

Capítulo 16
A Cromoterapia nos alimentos 129

Capítulo 17
Arte e criatividade através das cores 137

Capítulo 18
Ação psicofluídica das cores na escolha das roupas 143

Capítulo 19
Tabela das cores e sua aplicação terapêutica 151

Capítulo 20
As cores do arco-íris e suas propriedades fluídico-terapêuticas 173

Capítulo 21
Cromofluidoterapia, o AMOR é a chave acionada pela intenção 179

Introdução

Muitos me perguntam por que há mais de 35 anos busco trilhar caminhos mais leves e fluídicos. Respondo que, embora isso seja verdade, durante todo esse tempo venho desempenhando atividades mais voltadas à ciência, participando, inclusive, de trabalhos de pesquisa que me exigiram muito estudo e dedicação e que me levaram, ao longo desses anos, a trabalhar em algumas universidades, ensinando e viajando pelo Brasil e pelo exterior a fim de divulgar essas pesquisas. Ainda assim, na maioria das vezes, ao final de cada trabalho, independentemente de seu sucesso, restava um vazio, uma certa tristeza e apatia – para não dizer desinteresse – por tudo que fora conquistado. Assim, uma voz interior, uma necessidade imperativa me levou a decidir encerrar ciclos, e, à medida que ia me desvinculando de tudo que já não tinha mais sentido, um mundo novo descortinava-se à minha frente. Sim, quero trabalhar, experimentar e, por que não, pesquisar – mas, agora, com leveza, sem pressão, com tudo aquilo que a comunidade científica classifica como improvável e chama de Ciências Complementares ou Integrativas.

Muito do conhecimento intuitivo ficou perdido na história da humanidade, pois tudo aquilo que *funcionava ou existia*, mas que não podia ser compreendido ou comprovado cientificamente pela mente racional, foi sendo relegado às chamadas Terapias Fluídicas, Holísticas ou Místicas. Portanto, um grande desafio descortinava-se diante de mim: largar o certo e já conquistado e adentrar no mundo das incertezas. A princípio, pensei que esse caminho seria solitário, mas, para minha surpresa, o próprio mundo acadêmico, sabendo de minhas pesquisas, voltou a me chamar, agora para ensinar tais terapias complementares e integrativas em cursos de nível superior, demonstrando que uma nova forma de ver e sentir está se formando.

Não tive outra alternativa. Mesmo considerando-me apenas aprendiz, resolvi aceitar voltar ao mundo acadêmico, ensinando aquilo que já vinha há muito estudando, experimentando e desenvolvendo. Foi um agradável desafio, que imediatamente assumi com muito amor. No entanto, ao final desses cursos, avulsos e regulares, sempre vinha a clássica pergunta: onde buscar uma bibliografia com bons fundamentos sobre esses assuntos? Sempre fiquei devendo mais referências, inclusive eu mesma encontro muita dificuldade devido à existência de pouca ou quase nenhuma bibliografia a esse respeito.

Inspirada pelos meus queridos e presentes editores da BesouroBox, fui desafiada com a proposta de escrever uma coleção cujo nome seria *Alquimia de uma Jornada*, com livros que abordariam temas que são muito buscados, mas sobre os quais o mercado ainda é pobre de boas referências, com o objetivo de contemplar desde pessoas que gostam, têm afinidade e querem aprofundar-se nesses temas, até os bancos universitários, que carecem quase que totalmente de material específico. Assim, tal coleção seria como um resgate de uma jornada alquímica, transmutadora do que sempre esteve presente na vida do planeta Terra: os processos fluídicos das terapias físicas, mentais e espirituais.

Quando me foi feita essa proposta, imediatamente lembrei-me de Rudolf Steiner, que somente após os 63 anos sentiu-se livre para certas revelações espirituais e holísticas que antes não pudera e não se permitira vivenciar, e muito menos assumir e divulgar. Suas corajosas e sábias afirmações abriram espaço para a retomada dos estudos e pesquisas do que até então era classificado como *mistério*. Iluminando conhecimentos herméticos, desvelando a crosta do cientificismo, trazendo para a humanidade a renovação das antigas correntes filosóficas e científicas e uma nova forma de olhar e experienciar sem medos ou pudores acadêmicos, Steiner tinha o objetivo de oportunizar às pessoas novos focos, novas posturas, retomando com leveza, entrega, simplicidade e fé aquilo que sempre existiu: o poder de buscar a força energética eletromagnética, a Energia Vital, que mobiliza cada ser dentro de si. Decidi, então, seguir o que Steiner dizia: *Chega de buscar fora, o caminho é interno.*

Este livro, *Cromofluidoterapia, toques quânticos através das luzes e cores*, é o quarto da coleção que me comprometi a escrever. Venho buscando ter sempre luz e discernimento suficientes para acessar com clareza arquivos da Sabedoria Cósmica através do conhecimento que sempre existiu e que sempre esteve à nossa disposição, mas para o qual estávamos cegos por acreditar que primeiro teríamos que *ver* para depois *crer*. Agora, com tranquilidade, entrego-me a toda esta energia que flui, dedicando-me à concretização desta coleção, conectada com minha consciência intuitiva e com meu coração.

Permito-me uma mudança na forma de abordar os temas que já venho desenvolvendo. A cada livro publicado, sinto não ser a mesma. Uma transformação importante e abençoada vem acontecendo em minha forma de ser e escrever. Utilizo o conhecimento adquirido com mais entrega e humildade, pois acredito que não sou um *eu* que sabe, mas sim um *eu* que se conecta e busca, e tenho certeza de que não estou sozinha nesta jornada alquímica.

Para meus leitores que já me conhecem e também para os que estão chegando, saibam como verdadeiramente sinto e sou. Permitam-me compartilhar algo pessoal. No momento em que decidi trabalhar no projeto de escrever esta coleção, começaram a surgir dificuldades, problemas profissionais e familiares, os chamados *golpes do destino, imprevistos trágicos*, muitas vezes acarretando tristeza e dores que me afastavam por vários dias, semanas e meses de meus propósitos. Foi quando uma amiga falou:

– Muitas vezes, as forças espirituais nos guiam de forma misteriosa para situações críticas, para tomarmos consciência de padrões viciosos. Antes de iniciar uma caminhada, temos que encerrar ciclos, pois não podemos andar tendo pela frente muitas encruzilhadas e carregando muita bagagem.

Assim, durante a elaboração dos livros para esta coleção, tais dificuldades deixaram-me sem força e energia para seguir escrevendo. No entanto, sempre me vinha o pensamento de que temos que interpretar esses momentos complicados como oportunidades de alinhamento com o caminho correto e verdadeiro, de sair de encruzilhadas e caminhos paralelos para tomar a estrada com mais alegria e luz, seguindo com fé e muito amor em direção à nossa missão, ao que viemos verdadeiramente realizar.

Aprendi com meu companheiro, com quem estou há quase 50 anos, que *ser forte é ser coerente*. Devo buscar me impor sobre as circunstâncias da vida que surgem e me bloqueiam, mantendo a clareza sobre o que significa *ter uma meta de vida*. Entendi que, se eu não estiver atenta e focada, vou me distanciando, procrastinando, sentindo tristeza, insatisfação, depressão. Então, surgem imprevistos e problemas de fora para me "parar", para que eu não tenha tempo de olhar para minha verdadeira missão e escolher que caminho seguir, tendo a coragem de dizer *não* àquilo que pode me afastar dele. Dizer *"não contem comigo por algum tempo"* é algo que, para mim, sempre foi muito difícil.

Na verdade, são muitas as *metas-missão* que tenho tido ao longo de minha trajetória – uma delas é esta coleção –, e venho realizando-as a curto, médio e longo prazo. Comecei a me priorizar, criei o hábito de realizar as pequenas metas do cotidiano com um foco mais pessoal, realizando coisas para mim, como dormir mais ou acordar de madrugada para ler, escrever ou simplesmente meditar; me permiti comprar, sem culpas, mais livros do que teria espaço para guardar e tempo para ler, deixei dietas de lado, passei a trabalhar sempre com chocolate meio amargo ao lado, enfim, venho me respeitando, me amando e tentando conduzir com mais cuidado o meu veículo físico, onde por ora habita minha alma, cada dia mais feliz e realizada. Entendi que, se eu tiver essas ações cotidianas bem resolvidas no âmbito pessoal, posso me abrir para as metas a médio prazo.

Problemas com família, amigos e trabalho são questões que sempre se repetem. Por isso, agora, busco manter os relacionamentos bem resolvidos e vivenciá-los sem assumir o que não me compete. Entendi que os problemas, as dificuldades, as doenças ao longo desta nossa jornada existencial são muitas vezes ferramentas para nos erguer, desenvolver nossa coragem, nos ensinar a ter confiança, fortificar nossa fé, nos dando a sensação de segurança interior, e quando nos sentimos assim, mesmo estando na eminência de um terremoto, no limiar de uma tragédia, no rescaldo de um *tsunami*, mantemos nosso estado de calma, fé e tranquilidade.

Será que é tão simples assim? Muitos dirão que falar é fácil, mas chega um momento em que temos que assumir o que nos propomos, focar e ir em frente. Foi o que fiz. O mundo continua, a vida continua, os ciclos se repetem e tudo é reparável, num eterno retorno. Tive que aprender a olhar através e além dos problemas e possíveis tragédias, que muitas vezes me abateram, mas nada é para sempre. Hoje sei, e como sei, que tudo neste mundo é regido pela impermanência.

Esses fatos me auxiliaram a compreender melhor o meu real propósito na vida. Permiti-me estar aberta para novas situações, como quem é recebida *com boas-vindas* quando chega a algum lugar, vi com mais clareza as inúmeras possibilidades que surgiram, os caminhos que se abriram, passei a compreender e analisar cada um dos acontecimentos, especialmente durante a escrita deste livro, quando tive que decidir como agiria com familiares muito queridos e amigos próximos.

Na maioria das vezes, nós mesmos, na ânsia de termos a aprovação, a admiração e a gratidão dos outros, fazemos de tudo para satisfazê-los. Mas aprendi que não temos que agradar a todos, nem mudar nosso jeito de ser e agir para ser o que os outros esperam de nós. Agora, meu Eu verdadeiro, em *sã consciência*, não precisa mais entrar nesse jogo; está livre para tomar atitudes mais produtivas, evolutivas, verdadeiras. Com leveza e alegria, vou me desenvolvendo e atuando neste palco da vida, sem me sentir sugada ou até mesmo ridícula, como alguns familiares dizem: "Cuidado com tua imagem, estás muito colorida, ou monocromática", quando visto dos pés à cabeça a mesma cor, em *tons sur tons*.

Pois bem, agora me permito assumir minhas cores e formas "descombinadas" de roupas que uso, esta sou eu, e gosto de usar muitas cores. Afinal, como veremos neste livro, cores e luzes são importantes para nossa saúde física, mental e espiritual, esta última principalmente, pois os amados Mestres Ascensionados, através dos sete Raios de Luz e Cor, nos orientam e abençoam.

Aprendi que assumir essa postura não é esquisitice ou egoísmo – é sabedoria. Só posso apoiar e auxiliar o outro a partir do momento em que *meu eu* está feliz, pleno, seguro e nutrido. Só posso dar aquilo que já possuo em minha essência atual, e atualmente sou uma mulher feliz e realizada.

A cada dia me tornei mais consciente desta nova postura de vida. Tomei minha vida nas mãos e decidi o que queria fazer daqui para frente, tudo foi ficando claro, me senti entusiasmada por tomar caminhos diferentes, e as expectativas, antes confusas e sem sentido, de repente se tornaram claras, compreensíveis. A sensação de liberdade sem culpa é incrível.

Esta minha nova atitude fez com que eu me abrisse para novas amizades e relacionamentos, cuidando para não mais alimentar dependências e apegos; estabeleço limites saudáveis para que meu eu seja prioridade. Isso me possibilitou novas chances de experimentar, criar, ter mais qualidade de vida, liberdade e, por incrível que pareça, agora, ao invés de ajudar uma ou duas pessoas, posso, com meus livros, cursos e psicoterapias breves, auxiliar uma grande quantidade de pessoas de forma mais sadia e com mais sabedoria, sem apegos e sem criar dependências.

Portanto, escolhi desenvolver e compartilhar mais essas minhas novas habilidades de ser e sentir. Sinto-me feliz comunicando meus conhecimentos e *insights,* agora com segurança e convicta da experiência adquirida ao longo de minha vida atual, e quiçá de vidas passadas também. Acessando a Sabedoria Cósmica, reconheço publicamente que, sim, sou auxiliada por guias, mentores e anjos protetores, e a cada dia me torno mais consciente de que eu sou uma alma passando por esta experiência no corpo físico, e prometi a ela que desta vez não vou falhar nesta caminhada evolutiva.

Agora, vamos ao quarto livro desta coleção. Três deles já estão cumprindo sua missão nas prateleiras das melhores livrarias no Brasil.

Capítulo 1
Um conto sobre Cromoterapia

Para falar sobre luzes e cores, vamos à Índia, conhecer um pouco mais sobre os dois grandes festivais hindus que lá acontecem todos os anos: o Festival de Diwali, cujo preparo e cuidados envolvem toda a população meses antes de acontecer, e o Festival de Holi, que começa suas atividades e organização na antevéspera da festa e se prolonga por todo o dia seguinte.

No Festival de Diwali, os indianos festejam a vitória das luzes sobre as trevas. Os preparativos para este dia são muitos, e já começam um mês antes, quando a população limpa, arruma e enfeita suas casas, ruas, lojas e templos com muitas luzes e guirlandas de flores. As mulheres vão às lojas para comprar lindos e coloridos sáris, que serão usados especialmente durante os festejos.

No dia de Diwali, logo cedo, as crianças, vestindo roupas novas e coloridas, vão batendo de porta em porta, oferecendo bandejas cheias de doces e especiarias feitos com muito carinho e esmero, e recebem pequenos regalos que os donos das casas preparam previamente; essa é uma forma de dar e receber as boas-vindas dos vizinhos. Nesse dia tão especial, a Índia se inunda de luzes, os indianos vestem suas melhores roupas e vão aos templos com toda a família para agradecer a Krishna pela vitória das luzes sobre as trevas. Na capital, Nova Déli, ao entardecer, o céu é inundado pelo brilho dos fogos de artifício, que duram horas, até as estrelas aparecerem para espiar o que está acontecendo. O povo sai às ruas para dançar, cantar e confraternizar.

O outro grande e famoso festival que acontece na Índia é o Festival de Holi, que também tem como tema a comemoração da vitória das luzes sobre as trevas, mas sua maior homenagem é direcionada agora às *cores*. Ele tem início na noite anterior ao dia do festival, quando em toda a Índia são feitas enormes fogueiras para festejar e receber Holi, com suas cores fortes e vivas, cujos cânticos e danças em torno do fogo estendem-se noite adentro. Não podemos falar do Festival de Holi sem mencionar as alegres e divertidas brincadeiras e lançamentos de tinta e água sobre todas as pessoas que saem para a rua. Ao amanhecer, quando os indianos alegremente vestem as roupas mais velhas que possuem (pois sabem que serão pintados e molhados da cabeça aos pés), pegam seus potes de tinta e saem em grupos para iniciar a alegre brincadeira de jogar cores uns nos outros, gritando felizes: *Happy Holi!* Nesse dia, os adultos permitem que sua criança interior brinque solta e feliz, sem restrições e cuidados.

Para os brasileiros, o Festival de Holi pode ser visto como um verdadeiro carnaval. Já o Festival de Diwali assemelha-se ao Natal cristão, quando, um mês antes, as pessoas enfeitam as casas com luzes coloridas, trocam presentes, vestem suas melhores roupas e vão aos templos para rezar e agradecer.

Após todas essas lindas e ternas descrições, vamos dar uma espiadinha nos bastidores desses grandes festivais, cujos protagonistas são *as luzes e as cores*. Captei um conto durante uma meditação num Ashram na Índia, e compartilho aqui com vocês.

Nossa história tem início quando, certa vez, as *cores* se reuniram dias antes de seu festival para organizar os detalhes e começarem os preparativos para sua festa. Foi então que elas se deram conta de que, para o Festival de Holi, poderiam simplesmente buscar muita lenha e fazer uma grande fogueira com apenas um ou dois dias de antecedência, e que no próprio dia da festa, sem muito envolvimento, seria possível arranjar alguns potes de tinta e roupas velhas. Concluíram, então, que apenas esses pequenos preparativos seriam mais do que o suficiente para terem uma festa para Holi.

Enciumadas, começaram a estabelecer comparações entre as duas festas. Faltando ainda um mês ou mais para o Festival de Diwali, as pessoas já tinham começado a arrumar e limpar suas casas, a enfeitar as ruas e templos com luzes, as mulheres haviam comprado sáris novos, as crianças se comportavam e felizes brincavam com pequenas lanternas de luz, compradas pelos pais especialmente para aquele dia. Todas as famílias iam, lindas e perfumadas, para os templos, e organizavam mesas em suas casas, belamente decoradas para banquetes, para juntos festejarem e agradecerem a vitória das luzes sobre as trevas.

E as cores, insatisfeitas e enciumadas, lembraram, ainda, que o Festival de Holi nem mesmo as homenageava, pois era mais uma vez festejada a vitória das *luzes* sobre as trevas. Cada vez mais irritadas, questionavam: por que não havia a vitória das *cores*? Por que os indianos, para o Festival de Holi, reservavam suas roupas mais velhas, não limpavam nem arrumavam suas casas ou as ruas? Até mesmo as lojas fechavam para não serem inundadas e sujas com os jatos de tinta e água. Por que não havia trocas de presentes? Apenas uma grande fogueira era acesa para alegria e deleite de todos, e quem mais brilhava e fazia a alegria dos indianos era a *luz* do fogo. Novamente, as *luzes* recebendo mais atenção do que as cores.

Depois de catalogarem e anotarem todas as suas queixas, as cores foram em busca de Vishnu para apresentarem suas considerações e fazerem um pedido. Foram ouvidas e atendidas por Vishnu, que imaginava, entre divertido e curioso, como seria este Festival de Holi – já uma tradição milenar na Índia – transformado e adaptado segundo os pedidos das cores, que eram suas principais protagonistas, sendo suas reivindicações as seguintes:

Em primeiro lugar, todos os indianos teriam que iniciar os preparativos para Holi um mês antes e usar as tintas ao invés de jogá-las uns nos outros, pintando as casas, fachadas, alamedas, enfim, precisavam deixar tudo muito lindo e colorido. Em segundo lugar, para o dia do festival, todos deveriam ter roupas novas, coloridas e bonitas. Elas resolveram manter a fogueira, pois também gostavam de dançar e cantar ao redor do fogo. Para garantir que a festa seria somente das cores, pediram a Vishnu que mantivesse as luzes afastadas durante todo o festival, pois, se elas aparecessem, os indianos iriam se dividir em homenagens a elas também, e as cores queriam um festival somente delas. Vishnu, entre divertido e apreensivo, concordou com tudo.

Chegou a antevéspera do Festival de Holi. As famílias indianas acenderam a tradicional fogueira, em cujas chamas se refletiam as cores, projetando nuances e intensificando a coloração das lindas roupas que usavam. Dançaram e cantaram felizes até a madrugada. Depois foram dormir, ansiosos pelo amanhecer, para recomeçarem o Festival de Holi oficialmente, agora com tudo já colorido e pintado, ruas e alamedas preparadas com antecedência. Iriam vestir suas roupas novas e coloridas, sairiam para as ruas lindamente decoradas e iriam ao templo orar e agradecer a Krishna pela vitória das cores sobre as trevas.

O dia estava amanhecendo, e nos bastidores desta história algo estava acontecendo. As cores acordaram assustadas. Onde estava o sol, que não aparecia no horizonte? E se ele não aparecesse, como iriam conseguir festejar e ver tudo que havia sido preparado? A maioria dos indianos permanecia adormecida, as trevas cobriam tudo. Desesperadas, as cores chamaram por Vishnu, que de longe assistia a tudo.

– Vishnu, faça o sol aparecer! Como poderemos festejar sem ter a luz do sol para ver tudo que preparamos?

Vishnu respondeu:

– Não posso trazer o sol, pois ele sempre é acompanhado pelas luzes do dia, e vocês me pediram para manter as luzes afastadas.

Nesse momento, as cores se deram conta de que elas só eram vistas e admiradas devido ao brilho dos raios de luz que gentilmente as iluminavam e refletiam suas lindas cores. Envergonhadas, pediram humildemente perdão às luzes e as convidaram para que, daquele dia em diante, sempre estivessem presentes e fizessem parte como convidadas de honra do Festival de Holi.

Com esse conto, podemos concluir que, para fazermos a diferença no planeta, para brilharmos, não é necessário apagar a luz de nossos companheiros de caminhada, pois o sol sempre nasce e ilumina indiscriminadamente a todos.

Capítulo 2
Cromoterapia, uma técnica milenar

Vamos fazer uma rápida abordagem sobre como a Cromoterapia vem se impondo ao longo da história da humanidade. Sua formatação mais mística, dentro do ocultismo, remonta a Lemúria e Atlântida, com relatos e citações dos seres que lá viviam, evoluidíssimos na arte e no domínio da luz através dos cristais. Mesmo tendo um cunho esotérico, espiritual, essas importantes contribuições constituem os primórdios da base de todo o nosso conhecimento sobre luzes e cores, desenrolando e iluminando o domínio dessa sabedoria.

Antes de viajarmos pela história da Cromoterapia, buscaremos definir essa terapia, que alguns chamam de técnica, hoje já comprovada cientificamente e aceita pela OMS e pelo mundo acadêmico como um procedimento terapêutico efetivo.

A palavra *cromoterapia* vem do grego *kromos*, que significa *cor*, e *terapheia*, que significa *tratamento*. A Cromoterapia é o uso da energia das luzes e cores como elementos harmonizadores e curativos, por meio da vibração do comprimento de onda da cor, empregada para o equilíbrio do indivíduo.

Antes de adentrarmos no relato da história de alguns povos e de como eles utilizaram e adotaram a Cromoterapia, gostaria de enfatizar uma postura pessoal. Penso que não importa muito tecer elogios e conceder méritos aos que desenvolveram essa técnica, pois o caminho trilhado na história dessa terapia e suas aplicações vem numa evolução gradual, e o conjunto de informações, métodos e formas de atuar que chegaram até nossos dias é incompleto e cheio de especulações.

Adoto esta postura depois de muito estudo e pesquisa, pois vejo cada vez mais uma eloquente e infinita quantidade de povos e culturas sendo citados como os pioneiros, os mentores, os pais da informação e da técnica das aplicações terapêuticas das luzes e cores. Na verdade, vejo surgirem cada vez mais centenas de matérias diferentes, com citações diferentes e autores diferentes, todos apresentando como verdadeira a história que relatam.

A Cromoterapia é uma técnica milenar, isso é óbvio, pois na origem de tudo, quando se fez a Luz, esta tornou possível a percepção das cores e dos formatos dos objetos. A energia da luz do sol era utilizada pelos egípcios, hindus, chineses e gregos, vários séculos antes de nossa Era. Dito isso, seguimos afirmando que a Cromoterapia já era empiricamente adotada pelos povos antigos, que a praticavam intuitivamente para a cura.

A História conta que o uso terapêutico das cores já era corrente entre os egípcios por volta do ano 3.000 a.C., inclusive com a designação de um deus – *Thot* – como o mestre das cores. Os egípcios possuíam templos de cura baseados na projeção da luz solar, gerando um espectro da radiação das cores sobre os corpos das pessoas que buscavam essa terapia nesses espaços, onde tinham suas necessidades individuais diagnosticadas e, de acordo com isso, eram orientadas acerca do uso das cores nos banhos de sol. Já naquela época, observavam que a luz solar se modificava em cada estação do ano, sendo necessário adaptar os espaços e a localização das terapias de acordo com a projeção dos raios de sol através das aberturas estratégicas feitas nos templos.

Os indianos (5.000 a.C.), por meio da Medicina Ayurveda, utilizavam cores, óleos, aromas e cristais, que eram colocados de forma a vibrarem em uma frequência terapêutica especial, atuando através da refração de luz colorida sobre os corpos físicos. Os hindus cultivavam *Surya*, o deus-Sol, e, segundo eles, o ar continha o *Prana* (energia vital, plena de cores). Por isso existem tantas técnicas de respiração advindas da sabedoria dos Vedas; inspirar luz e cor para obter saúde plena – referiam-se ao Prana.

Na China (5.000 a.C.), com a Medicina Tradicional Chinesa, acreditava-se que cada pessoa possuía um sistema próprio de cores (ou cor), através do qual muitos momentos de sua vida eram definidos. Com essa crença/postura, acreditavam que, desde o momento em que a pessoa nasce e entra em contato com a luz, já está estabelecendo um sistema individual de cores. Por isso, a famosa frase sobre o nascimento: dar a luz, que simbolicamente significa *vir a luz*. Segundo eles, desde esse instante mágico, era criado para cada pessoa um sistema único e diferenciado de inspiração, expiração e interação com as luzes e cores. Cada pessoa desenvolveria esse sistema de cores próprio, ao longo da vida, de acordo com sua saúde, seu temperamento e sua forma de ser.

Hoje acredita-se que, ao desenvolverem essa teoria sobre as cores, eles estavam na verdade se referindo às colorações observadas na *Aura* de cada pessoa, que estão relacionadas aos aspectos pessoais de saúde, temperamento e outras formas de externar sentimentos e emoções, sendo únicas para cada ser.

Mesmo que cobertos de misticismo, os gregos, por volta do ano 500 a.C., por meio da Helioterapia, foram os primeiros a se abrir para o mundo formal da Cromoterapia, utilizando os raios solares de forma terapêutica. Além disso, veneravam o deus *Hélio* (Sol), considerado "o olho do mundo", ou seja, aquele que tudo vê. Naquele tempo, Pitágoras (582 a.C. - 497 a.C.) já encantava seus discípulos ao falar e ensinar sobre a magia que se manifesta através das cores e dos sons. Mais tarde, foram desenvolvidas teorias de que as notas musicais possuem a vibração correspondente aos comprimentos de ondas das cores do espectro solar: lá = violeta; si = índigo; dó = azul; ré = verde; mi = amarelo; fá = laranja; sol = vermelho. Voltaremos a falar sobre isso no Capítulo 12 (Musicoterapia e cores).

Fica assim fundamentada, resumidamente, a história da Cromoterapia na antiguidade, até o advento do Cristianismo. Após a Era de Cristo – e já estamos no terceiro milênio desde sua vinda à Terra –, a Cromoterapia vem numa crescente e constante evolução, cada vez mais sedimentando-se como um procedimento terapêutico, cientificamente comprovado e aceito pela comunidade acadêmica, amplamente adotado no mundo todo, em todas as áreas da vida e do conhecimento humano.

Ao dar-me conta de tudo isso, posso afirmar que luz e cor não têm realmente uma história definida. Elas, por si sós, sempre existiram e fizeram a sua história. O que o homem fez ao longo desta jornada alquímica foi catalogar e buscar explicações para aquela energia primeira que brilha quando, no amanhecer, o sol surge no horizonte, e para todos os fatores cromoterápicos que se fazem presentes durante o dia, percebendo que, no momento em que o sol se põe e chega a noite, na penumbra, na escuridão, na falta de luz, a *cor* também se faz ausente.

As cores possuem ondas e frequências vibracionais, e estão constantemente atuando e interagindo com as pessoas e as coisas. Essas ondas vibracionais são exatamente como as ondas do mar, em que uma onda mais forte bate com mais intensidade sobre um corpo, que irá reagir com um movimento em busca de equilíbrio. O mesmo acontece com as frequências vibracionais das cores: quanto mais fortes se manifestam através da luz, mais intensamente irão atuar de forma vibracional no local em que estão projetando luz e cor.

Tudo isso é simples e óbvio, afinal conseguimos ver, sentir e identificar visualmente as cores.

Será?

Quando afirmamos que o céu é azul, que as folhas das árvores são verdes, ou que o sol é amarelo com nuances de laranja, o que vemos é sempre, de certa forma, uma ilusão óptica, não é totalmente a verdade. A nossa imagem mental do mundo das cores (assim como outras de nossas percepções) só vagamente tem como base a realidade, pois a visão é um processo em que a informação que vem dos olhos converge com a informação que vem de nossas memórias. Além disso, ainda é muito pequeno o nosso campo de percepção das cores na totalidade do espectro solar.

Ou seja, os nomes que são dados às cores, às formas usuais e a outras informações sobre as coisas que nós vemos surgem instantaneamente nos nossos circuitos neuronais (visão mental) e influenciam a representação daquilo que estamos vendo. As propriedades percebidas dos objetos, tais como brilho, tamanho angular e cor, são *determinadas* inconscientemente pelo nosso campo de memórias visuais, que foram construídas durante o nosso aprendizado sobre as coisas do mundo, mas que, na verdade, não são propriedades físicas reais.

Nossa, como assim?! Como entender melhor este mundo de luzes e cores de forma mais simples e direta?

Vamos começar tentando explicar a forma como classificamos e vemos as cores, como as percebemos como elementos inerentes às coisas, e sabemos que, desde os primórdios, qualquer criança *aprende* assim. O azul está no céu, o verde nas plantas, o sol se pinta de amarelo. Pois bem, aqui iniciam nossos conhecimentos e questionamentos sobre as cores.

Da mesma forma que a Astronomia nos diz que a Terra se move ao redor do sol e não o sol ao redor da Terra, a ciência cognitiva (que entende as coisas de forma objetiva, e não como as sentimos e percebemos) nos diz que as cores, como as denominamos, não existem no mundo externo. Temos que entender que a nossa experiência das cores é criada pela combinação de fatores que *são o comprimento de onda da luz refletida*, as condições de iluminação do ambiente, os aspectos físicos de nossos olhos, como os três tipos de cones coloridos em nossas retinas, que absorvem a luz de ondas longas, médias e curtas, e o complexo circuito neurológico conectado a esses cones.

Continuamos a questionar: Como assim?

Vamos tentar explicar resumidamente. Nossos conceitos e classificações das cores, de suas estruturas internas e do relacionamento entre elas, dividindo-as em tons e derivações, como o lilás – combinação do rosa com o azul – e o laranja – combinação do vermelho com o amarelo –, estão intrinsecamente vinculados à nossa maneira pessoal de construí-las e nomeá-las de acordo com nossa visão humana. Ou seja, o que enxergamos é o resultado de quatro fatores que interagem e se complementam: 1.º – condições de iluminação; 2.º – comprimento de onda da radiação eletromagnética; 3.º – cones em nossa retina; 4.º – a parte neural, que processa todos esses elementos e torna a visão possível.

Assim, o verde da grama ou o azul do céu não estão na grama nem no céu. O céu não é nem mesmo um objeto, pois não tem superfície para a cor estar nele. E, sem uma superfície física, não tem uma superfície reflexível para ser detectado como cor. O céu é azul porque a atmosfera transmite somente certa gama de comprimento de onda da luz vinda do sol, essa onda se sobressai, os cones em nossa retina percebem isso e nós, por nossa vez, a classificamos, pois o azul do céu, pela sua formação infinita e transparente, reflete para os cones em nossa retina sempre a cor azul.

Nossa! Vamos com calma. Vejamos, ainda, as consequências filosóficas e terapêuticas que se formam a partir de tudo isso. Já que as cores não são coisas ou substâncias no mundo, o realismo metafísico é falho?

Vejamos melhor: possuímos um conceito de cores, ainda pleno de limitações físicas que a ciência, em algum momento, incorporou nas percepções humanas como um sistema, incompleto, é verdade, mas que nos permite viver bem e interagir neste mundo colorido. No entanto, a percepção da cor tem uma ação bem maior e mais complexa do que apenas nos ajudar a reconhecer as coisas no mundo; é um aspecto aprendido pelo cérebro, que assim nos foi apresentado e se desenvolveu, participando e auxiliando na compreensão e no desenvolvimento de muitas coisas em nossas vidas, desde a sobrevivência básica, até os aspectos culturais, estéticos, terapêuticos e emocionais.

Muitos antropologistas, observando algumas tribos e clãs, como os aborígenes que vivem afastados da civilização, descobriram que eles nunca tiveram contato com o conceito de cor, e por isso não existem em seu vocabulário elementos que correspondam a esta ou àquela determinada cor. Ou seja, eles nascem, crescem e vivem sem sentir a necessidade de nomear ou classificar a tonalidade que percebem nos objetos ao seu redor, pois as cores lhes parecem ser inerentes às coisas.

Mas, então, o que é realmente cor?

Vamos resumir o que os estudiosos da Física nos explicam: a palavra *cor* designa luz, isto é, uma radiação com um determinado comprimento de onda, com a qual os objetos reagem, refletindo algumas e absorvendo outras, ou seja, luz e matéria estão em constante troca de energia. E é nessa radiação da luz nos objetos que a cor se manifesta. Só percebemos uma cor num determinado objeto porque existe luz no ambiente. Mais para frente, detalharemos melhor essas definições.

Fica agora um questionamento: Até que ponto o pertencimento a uma civilização que, geração após geração, desde o nascimento, vem passando essas informações sobre a refração das cores, com denominações criadas pela mente humana, é algo realmente necessário para nossa evolução como seres deste planeta?

Poderíamos viver vendo e interagindo com as luzes e cores sem a necessidade de denominá-las? Parem e pensem um pouco. Como seria a vida de vocês vendo as cores, mas sem identificá-las como sendo esta ou aquela cor? Como seria viver num mundo naturalmente colorido, mas sem a identificação e denominação de seu aspecto *Cor*?

Capítulo 3
A física da luz e cor

Nossa percepção do mundo que nos cerca está em um primeiro momento ligada aos cinco sentidos: sentimos a consistência e a forma das coisas, provamos os sabores, cheiramos os odores e os perfumes, ouvimos os sons e vemos os objetos. Dizemos que *vemos os objetos*, mas, se encararmos a realidade de *ver*, perceberemos que o que vemos é a luz que provém dos objetos. Da mesma forma, não podemos afirmar que ouvimos os instrumentos musicais, como, por exemplo, dizer que estou ouvindo um piano ou um violão, pois o que estou ouvindo é *o som* que provém do piano ou do violão.

Vamos entender melhor essas afirmativas com o seguinte questionamento: Por que não vemos nada à noite dentro de um quarto escuro? Simplesmente porque, não havendo luz, não há visão. Vemos os objetos na medida em que a luz incide sobre eles e eles refletem essa imagem, da mesma forma que o sol, a chama de uma vela ou uma lâmpada acesa produzem eles próprios a luz que se expande ao seu redor e reflete em nossos olhos, nos possibilitando ver os objetos. No entanto, uma flor, uma cadeira ou um espelho na parede não produzem luz alguma. Portanto, pergunto, como podemos vê-los? Só os vemos porque eles refletem a luz produzida por algum outro objeto emissor de luz, como o sol, uma lâmpada elétrica ou uma fogueira.

Dentro dessa apresentação de luz e cor, temos que estudar um pouco mais alguns conceitos de física, pois só assim compreenderemos que a luz e o som avançam pelo espaço, mas em velocidades diferentes. Por exemplo, numa tempestade, o clarão do relâmpago e o som do trovão partem ao mesmo tempo, mas a luz desloca-se muito mais rapidamente, por isso vemos o clarão bem antes de ouvir o trovão. Pelo estudo da física, começamos a compreender muitos fenômenos que vivenciamos, mas que nunca paramos para entender como ocorrem, desde a simples formação de imagens num espelho, até processos mais complexos, como a refração de luz e cor que revelam espaço, profundidade, perspectivas, dimensões e muitas outras formas da natureza da matéria.

Até poucos anos, afirmava-se dentro da Física que a luz andava em linha reta, percorrendo 300.000 quilômetros por segundo, e nada no planeta poderia ser mais rápido do que ela. Hoje, com o advento da Física Quântica, já se sabe que as ondas frequenciais do pensamento têm uma velocidade maior. Por exemplo: um pensamento emitido e transmitido aqui no continente americano é captado telepaticamente no mesmo instante no outro lado do planeta.

Sabemos que o sol está a 150.000.000 de quilômetros da Terra, portanto podemos afirmar que a luz do sol precisa de aproximadamente 8 minutos e 20 segundos para chegar até a superfície de nosso planeta. E se, apenas por curiosidade, pudéssemos desligar o sol, se passariam 8 minutos e 20 segundos até a Terra ficar no escuro. Além disso, muitas estrelas, que só podem ser vistas com telescópios poderosos, estão tão longe que sua luz leva milhões de anos para chegar até nós. Uma das estrelas mais próximas de nós, a Alfa-Centauri, da constelação de Centauro, está tão distante que sua luz necessita de quatro anos para chegar até a nossa percepção visual na Terra. Então, como a luz leva todo esse tempo para viajar, nós não vemos as estrelas como são agora, mas sim como eram no passado.

Ainda dentro do tema da física da luz e da cor, vamos lembrar aos que já sabem e contar aos que desconhecem que a luz é emitida por átomos. Quando um objeto é aquecido, seus átomos passam a emitir luz. Por exemplo: um pedaço de ferro aquecido, à medida que se aquece, vai tornando-se alaranjado. Se for mais aquecido, fica ligeiramente azul. E quando está realmente muito quente, torna-se branco. Com esse experimento, podemos observar que a cor da luz pode nos indicar a temperatura de um objeto aquecido. Então, seguindo esse raciocínio, podemos afirmar que substâncias diferentes emitem luz de diferentes cores, pois são compostas por diferentes tipos de átomos. Hoje, estudiosos e cientistas podem reconhecer e classificar os átomos pela luz que emitem. Os amantes da Astronomia já podem, com telescópios potentes, descobrir de que são feitas as estrelas e a quantos anos-luz estão distantes da Terra.

Lembrando que um ano-luz é definido pela distância que a luz percorre em um ano no vácuo. Essa unidade é usada para medir distâncias muito grandes, como as medidas astronômicas. Exemplificamos essa medida com a já citada distância da Terra até a estrela Alfa-Centauri, cuja luz se sabe que chega até nós em quatro anos e meio. Em outras palavras, a estrela Alfa-Centauri está a quatro anos e meio de distância de nosso planeta.

Mas temos que ter bem claro que nem toda luz emitida pelos átomos é visível aos nossos olhos. Por exemplo, os raios X que são usados para captar a imagem de nossos ossos são invisíveis a olho nu, apesar de serem feixes de luz condensada. Existe também outro tipo de luz, que é usada em clínicas e hospitais, que vem de uma lâmpada denominada aquecedora ou secativa, da qual não se pode ver a luz, mas se consegue perceber um calor agradável, proveniente de seus raios caloríficos, que se expandem em feixes de luz invisível.

Na Cromoterapia ou Colorterapia, os raios de luz colorida podem ou não ser visíveis ao olho humano, mas sempre podem ser aplicados no corpo, seja por meio da exposição efetiva aos próprios raios luminosos vindos de um emissor de luz, como o sol, uma lâmpada ou outros raios, ou ainda por meio de uma projeção mental através de técnicas de sugestão, visualização ou mesmo durante uma meditação. Lembrando sempre que essas projeções mentais passam pela frequência vibracional do impulso do coração/mente, criando ondas eletromagnéticas potentes, que irão atuar no entorno de onde estão sendo projetadas ou até mesmo a distância. A visualização com intenção é muito poderosa.

Adentrando na biofísica, no mundo das células, estas fazem uma escolha seletiva dos raios luminosos e de suas vibrações, bem como rejeitam os raios e as vibrações de que não mais necessitam. Daí a importância da projeção terapêutica e cromoterápica, pois, se faltar cor, as células começarão a despolarizar-se e a mudar sua frequência, alterando seu padrão normal de crescimento. O uso prolongado da frequência vibracional de uma cor da qual o corpo e a célula não mais necessitam e a exposição continuada a essa cor podem levar a uma alteração do campo eletromagnético da célula, afetando o órgão ao qual ela pertence por uma típica reação em cadeia. Por exemplo: numa terapia em cabine, deixar a pessoa exposta a uma cor focada e intensa por tempo prolongado leva à exaustão terapêutica da ação da cor, que passa a ser perniciosa em vez de equilibrante e curativa. Vamos retornar a esse tema quando falarmos sobre a escolha das cores de suas roupas e dos ambientes aos quais ficamos expostos por muitas horas.

Nos ensinamentos ocultistas, a cor, o som, os aromas e o uso de cristais eram remédios básicos para tratar as doenças e os distúrbios da humanidade. Hoje, com o estudo e o conhecimento da biofísica, os métodos de busca da harmonia e do equilíbrio entre mente, corpo e espírito voltam a passar por uma conjugação de todos esses elementos terapêuticos somados à força da mente e do coração através da intenção. Quanto maior a sintonia entre mente e coração, maior a projeção de luz e cor, pois ambas estão energeticamente associadas, e a mudança de uma acarreta a mudança da outra. Qualquer pessoa pode acionar e desenvolver esse poder de projeção fluídica de luz e cor. Por exemplo: um amigo enviando a outro uma projeção de luz com o objetivo de ajudá-lo mesmo a distância em uma situação difícil. Vemos aqui uma visualização ou mentalização de um pensamento focado, sendo impulsionado pela vibração poderosíssima do coração. Essa visualização frequencial/vibracional emite e projeta cor.

Podemos afirmar, a partir dessas visualizações de cores, com o impulso eletromagnético do coração, que o uso e a adoção da luz reforçam as energias vitais no corpo humano, uma vez que sabemos que a Energia Vital se encontra sintonizada com as frequências vibracionais dos batimentos do coração. Até o final desta leitura, você vai perceber que cores e luzes estão diretamente ligadas a sentimentos e emoções, e um novo aprendizado começará a ser delineado, por meio da psicologia das luzes e cores em nosso cotidiano.

Capítulo 4
Radiação, amplitude, vibração, comprimento e frequência da cor

Vamos iniciar pelo sentido da visão, que nos proporciona a percepção do mundo a nossa volta. É por meio desse sentido que, em um relance, recebemos inúmeras imagens e informações específicas e minuciosas do que está sendo captado pelos olhos. Visão óptica, ver os objetos, suas cores, é um ato tão natural e intrínseco ao nosso cotidiano, que não paramos para compreender como realmente todos esses fenômenos de percepção visual acontecem. Mas, quando pesquisamos essa questão, entra em cena o agente Luz, que é o que nos permite de fato enxergar.

Ver o que está perto e o que está longe, captar e perceber o que estamos vendo, tudo isso é proporcionado pela emissão da luz em forma de energia radiante, que se propaga no espaço. Portanto, para que possamos ver um objeto, é necessário que haja uma fonte de luz, e essa fonte pode ser primária – quando emite luz própria, como o sol, uma chama, uma lâmpada acesa – ou secundária – quando apenas reflete a luz da fonte primária. Todos os objetos que vemos e percebemos, iluminados pela fonte primária, são reflexos da luz e são, portanto, fontes secundárias.

Então, antes de adentrarmos mais nos conceitos da física da luz, suas radiações, frequências, comprimento e cor, é preciso deixar bem claro que só temos uma visão dos objetos quando há uma fonte primária iluminando-os, projetando energia luminosa sobre eles. Temos que entender também como é que se vê, isto é, como se interpreta visualmente essa imagem refletida. Por exemplo, um raio luminoso, ao incidir num espelho, além de ter a capacidade de refletir intensamente sua luz, fará com que o observador que esteja olhando as imagens refletidas no espelho tenha a percepção de que o objeto observado é idêntico à realidade do objeto que está à frente do espelho. Mas, apesar de a imagem e de o objeto serem iguais, o lado direito do objeto será o esquerdo da imagem e vice-versa.

Explicando e exemplificando: se você observar sua imagem no espelho, verá que, ao movimentar a mão direita, parecerá que está movimentando a mão esquerda na imagem refletida. Por isso, muitas vezes, se estamos distraídos na frente do espelho, erramos os movimentos pontuais, por invertermos a imagem no espelho. Como num simples ato de fazer a barba ou colocar grampos no cabelo, nos atrapalhamos e realizamos movimentos inversos.

Apenas como curiosidade, a cada cem mil pessoas que nascem no planeta Terra, uma nasce com seu quiasma óptico invertido, provocando uma visão espelhada. Essas pessoas terão, nos primeiros anos de vida, grandes dificuldades para adequar seus movimentos ao mundo visual normal. Elas invertem o passo ao subir e descer escadas, e ao desviarem de um objeto, na verdade, se aproximam dele, ou seja, muitas colisões e quedas involuntárias ocorrem. Na primeira infância, essas pessoas são muitas vezes consideradas doentes mentais. No período de alfabetização, escrevem invertido, do final da linha para a margem. Enfim, são pessoas com inteligência normal, mas que têm uma percepção visual invertida do mundo que as cerca.

Não é fácil nos primeiros anos, pois essas pessoas necessitam de um longo e exaustivo aprendizado para agir e interagir em todo e qualquer movimento. Por toda a vida, terão que estar atentas e inverter seus movimentos para que a imagem que veem seja percebida de forma correta. Mas, com esforço e boa vontade de professores e pais, essas pessoas conseguem estudar, frequentar universidades, trabalhar, aprender inclusive a dirigir, mas isso eu não recomendo, pois a atenção deve ser redobrada no trânsito, para que se possa dirigir invertendo o que se vê e realizando movimentos inversos, mas nada é impossível. Também não é recomendável às pessoas que nasceram com essa síndrome trabalhar no mundo dos números, pois a atenção deve ser forte e constante, uma vez que um único número invertido pode mudar todo o resultado de uma operação. Assim, tais pessoas não devem ir para as ciências exatas, nem buscar a medicina para se tornarem cirurgiãs, por motivos óbvios. Imagine inverter um movimento com um bisturi nas mãos!

Vocês devem estar se perguntando: como é que essas pessoas conseguem sobreviver e aprender a interagir com o mundo lá fora? Por que me estendi tanto sobre a visão invertida do quiasma óptico? Simples: porque a autora deste livro é uma das poucas pessoas no mundo que tem essa síndrome. Sobrevivi, e estou escrevendo este livro, digitando em um teclado, e olhando para a tela do computador, tudo com inversão de imagem, sem nenhum problema. Só nunca posso estar distraída, senão inverto mentalmente a imagem, acabo errando, tropeçando, derrubando coisas, enfim, serei um perigo em movimento.

Brinco dizendo que venho de outro planeta e que lá é normal ter uma visão invertida.

Ainda falando de luz, projeção de luz e reflexão, não posso deixar de comentar sobre uma forma de reflexão total, a fibra óptica, que, para melhor entendê-la, podemos comparar a um fio de cobre que transmite energia elétrica, só que a fibra óptica é constituída basicamente de vidro e transmite energia luminosa. Explicando melhor, ela consiste em um núcleo de vidro com elevado índice de refração, e em uma capa, uma espécie de casca, que é feita também de vidro, mas com um índice de refração menor. Quando um feixe luminoso penetra na fibra, vai sofrendo sucessivas reflexões na superfície de separação dos dois tipos de vidro, e assim se propaga a grandes distâncias, com ínfima perda de energia.

A fibra óptica tem aplicação nas telecomunicações, na medicina, na informática, dentre outras. Um filamento óptico na telecomunicação, por exemplo, pode transmitir mais de dez mil ligações telefônicas simultâneas. Na medicina, um filamento óptico pode penetrar com facilidade no corpo humano, levando sinais ópticos que permitem manipulações cirúrgicas e exames de vários tipos.

Todos os tratamentos que já são realizados com aparelhos sofisticados de fibra óptica podem, da mesma maneira, ser realizados através da projeção sutil e energética de luzes e cores focadas sem uso de aparelhos físicos, apenas com projeções mentais com a força da vontade vinda do impulso eletromagnético do coração. E aqui temos que ir com cuidado, respeito e atenção, e não partir para a negação, pois, de fato, dentro do conceito de ondas e partículas da Física Quântica, já existem trabalhos que realizam cirurgias denominadas astrais ou espirituais, que utilizam as frequências vibracionais de luz e cor para terapias integrativas, como Cromoterapia e Cristalterapia, dentre outras, em que os feixes de luz e cor cruzam a barreira da pele e vão atuar nos tecidos e órgãos internos, provocando respostas imediatas de transformação e cura.

Essas terapias cromoterápicas, através das frequências vibracionais de luz e cor, podem ser realizadas de duas formas: a primeira, com a adoção de lâmpadas cromoterápicas, de luz de *laser*, de bastões cristalcromoterápicos, de projeção de luz e cor em cabines de terapias; ou, ainda, podem ser realizadas por visualização, por indução pelo impulso frequencial mente/coração, sintonizando a vibração da cor e da luz e projetando-a sobre o corpo, visualizando o órgão a ser trabalhado. Essa segunda forma pode ser muito bem explicada dentro do conceito de ondas e partículas, que são mobilizadas a partir de um impulso eletromagnético vindo do coração e potencializado pela mente. Os resultados dessas terapias são realmente incríveis, ocorrendo na maioria das vezes curas efetivas.

É muito importante saber e considerar que as frequências eletromagnéticas do coração vibram em torno de 5.000 milivolts e as do cérebro (mente), em torno de 140 milivolts, o que faz com que cientistas do mundo todo voltem seu olhar e suas pesquisas para essas ondas eletromagnéticas do coração. Portanto, o poder desta bomba energética, que é nosso coração, vem abrindo um novo campo de posturas frente às terapias integrativas e complementares.

Essa sintonia de frequências que atuam como um *plug* eletromagnético pode muito bem ser explicada da seguinte forma: a luz, através da ação e radiação de seus átomos, ao incidir em um objeto, cria um espectro eletromagnético singular, desencadeando um tipo de cor, identificada pela frequência vibracional que emite. Então, as ondas eletromagnéticas de uma determinada cor são idênticas quanto ao comprimento e à frequência de onda. Por isso, cada cor tem uma determinada frequência vibracional. Assim, a aplicação das cores de forma pontual nos corpos físico, mental e espiritual é feita de acordo com a frequência que se quer ativar ou sedar. Isso gera resultados impressionantes, mas que, na verdade, não deveriam impressionar ninguém, uma vez que a ação das luzes e das cores se faz presente desde os primórdios da história da humanidade.

As frequências vibracionais das cores unem-se aos constituintes dos corpos áuricos, que, por sua vez, energizam cada pétala nos pontos dos chakras, elevando o campo vibracional sutil, equilibrando e harmonizando, e, por ressonância eletromagnética, atuam nos meridianos, estimulando ou sedando os órgãos internos.

Todos os tipos de energia radiante viajam na mesma velocidade, 300.000 quilômetros por segundo. Cada cor tem um comprimento de onda específico, por isso variam em radiação projetada sobre um objeto. O valor de cada cor é controlado por uma determinada amplitude, sendo as cores claras mais radiantes e com uma amplitude maior, e as cores escuras, com menor amplitude e radiância, e é a partir da projeção dessa radiação de força e frequência que irão impactar e atuar, restaurando o equilíbrio entre as energias vibratórias do corpo. Essas energias ativam todos os órgãos, glândulas e sistemas do corpo.

Lembrando sempre que a energia luminosa e radiante que penetra no corpo não é a mesma energia que entra em contato com a pele, pois a pele atua como um filtro natural e provoca mudanças. A energia resultante, que penetra no corpo, depois de filtrada pela pele, é em parte absorvida pelos fluidos corporais, e o restante atua diretamente no núcleo das células. A luz é uma forma de alimento energético natural para as células, e a energia radiante atua como um agente catalizador das frequências vibracionais necessárias para as trocas metabólicas intracelulares, pois a cor desenvolve a ionização que é essencial à vida. A cor certa é o alimento certo para as células do corpo físico, que irão atuar no lugar certo e na hora certa, com a frequência radiante vibracional exata. Essa seria uma ótima explicação para a homeostase sutil dos toques quânticos através das luzes e cores.

Existe uma capacidade do organismo, dentro de seu mecanismo de equilíbrio, de ajustar-se às cores do espectro solar, de forma harmônica e sintonizada. Daí decorre a indicação de lenços, echarpes e mantas fotocromáticas com todas as cores do espectro solar, em tons vibrantes, para que sua frequência radiante atue de forma pontual e seja absorvida em quantidade e de maneira individual, conforme a necessidade de cada pessoa.

Todos esses espectros de luz e cores são observados dentro dos conceitos da Física Quântica, tendo como ideia central a quantização de energia que cada cor do espectro envia. Para quantizar essa energia de forma didática e facilitar a compreensão, vamos distribuí-la em pacotes, com quantidades definidas. Toda cor do espectro solar, composto por ondas eletromagnéticas, pode ser vista como muitos pacotinhos de energia se propagando, e no conceito quântico, cada pacotinho é denominado de *quantum*. A energia que cada *quantum* transporta é diretamente proporcional à frequência da onda vibracional emitida na fonte. Assim, podemos classificar os comprimentos de ondas longas com uma baixa frequência de energia como pertencentes ao espectro de cores do vermelho, do laranja e de tons escuros do amarelo, e os comprimentos de ondas curtas, com alta frequência de energia, vibram mais nos tons verde, azul, índigo e lilás, até as cores branco e prata.

Sentimentos de raiva, mágoa, depressão e tristeza vibram em sintonia com os comprimentos de ondas longas, com uma baixa frequência de energia, e sentimentos de alegria, entusiasmo, paz e amor têm sintonia com as ondas curtas de altas frequências. Por exemplo, a luz vermelha tem uma determinada frequência de vibração, a onda da luz azul tem outra, e assim por diante. A luz visível vermelha é a que tem menor frequência de vibração, e a luz azul ou violeta, a maior frequência vibracional; por isso, essas cores são as que compõem as extremidades do espectro solar, ou que podem ser visualizadas em cada extremidade de um arco-íris. Cada cor no espectro tem sua frequência específica e irá desencadear sentimentos positivos ou negativos.

Então, pensando nos pacotinhos de *quantum*, o pacotinho da cor azul, que tem alta frequência e ondas curtas, com uma vibração maior que a da luz vermelha, que vibra em baixa frequência e em ondas longas, carrega mais energia que o pacotinho de *quantum* da luz vermelha. Quanto maior a frequência de vibração da onda, maior a energia de cada *quantum*, de cada pacotinho de energia que ela transporta. Os físicos afirmam que um único *quantum* de uma onda de alta frequência, de alta vibração, pode carregar, sozinho, muito mais energia condensada de *quanta*, do que uma onda de baixa frequência.

Dessa forma, a Física Quântica pode explicar o poder da sintonia com frequências altas do *BEM*, através de ações positivas, orações, mentalizações, impulsionadas pelas vibrações do coração/mente. Um simples pensamento amoroso carrega um *quantum* de energia mais alta do que o originado por vários pensamentos e desejos negativos. Ou seja, *a luz sempre vence as trevas*, ou, *onde há trevas, a luz chega, ilumina e acaba com a escuridão*. O inverso não ocorre, pois dentro da física, no conceito de luz e sombras, a sombra nunca consegue escurecer a luz, mas, ao aproximar-se dela, se transforma e ilumina-se.

Temos ainda que conhecer o que é e como funciona a energia dos fótons, que são partículas subatômicas, como um pacote de energia luminosa, criadas quando um elétron dá um salto quântico dentro de um átomo. Como os fótons não têm massa, eles podem viajar na velocidade da luz. Como todos os tipos de ondas eletromagnéticas, eles transportam energia através do espaço, na forma de partículas de luz. Quanto menor o comprimento de onda, mais energético é o fóton. Eles desempenham uma importante função dentro dos conceitos da Física Quântica, pois, por meio do estudo das propriedades dos fótons, surgiu uma nova classe de partículas, chamadas quânticas, e graças a essas características sabemos que elas podem se comportar como ondas e partículas ao mesmo tempo.

Para entendermos melhor essas frequências vibracionais dentro da Cromoterapia, vamos adentrar no mundo quântico, das partículas e ondas, por meio do Princípio da Complementaridade, desenvolvido pelo físico dinamarquês Niels Bohr, que afirma que a realidade é constituída por duas dimensões: uma dimensão física e visível, a *realidade corpuscular-partícula*, e uma dimensão não física e invisível, a *realidade ondulatória-onda*.

Então, partícula e onda fazem parte desta realidade quântica aceita a contragosto pelos físicos, por se referir a um domínio *metafenomênico* e metafísico da realidade, que não pode ainda ser captado nem pelos sentidos humanos nem pelos instrumentos da Física, onde não existem nem tempo nem espaço, e onde as coisas podem surgir e desaparecer instantaneamente, e mais recentemente passou-se a considerar que podem coexistir ondas e partículas ao mesmo tempo.

Segundo o Princípio da Complementaridade, enquanto aqui, na realidade planetária cósmica, nós e as coisas existimos limitados pelo tempo e pelo espaço, na *realidade quântica nós também existimos, mas onipresentes no espaço e no tempo, estando em todos os lugares e em todas as épocas, no mesmo instante!* Uau! Isso merece muitos pontos de exclamação!!!

Parece uma loucura essa afirmação, que vem revolucionando o mundo científico e os espaços acadêmicos. Os cientistas ainda não conseguem negar esses novos conceitos quânticos, mas também não têm uma compreensão total deles, e sabe o que lhes falta? Abrir mentes e corações para este mundo sutil e vibracional, que sempre esteve presente, sem precisar ser comprovado.

Daí por que o Princípio da Complementaridade é capaz de se oferecer aos físicos como um modelo de explicação cientificamente consistente e admissível por meio das partículas e ondas que ora são uma, ora são outra, e ainda podem ser as duas ao mesmo tempo, dependendo do *foco do observador*. Segundo esse princípio, o *observador* é o artista principal, que quando entra em cena no espaço vibracional e quântico, faz com que tudo aconteça, surja e desapareça. Luz e cores fazem um lindo espetáculo neste espaço em que flutuam e atuam entre ondas e partículas, sempre sob o foco do observador.

A Física Quântica explica como as cores exercem *influência direta* na vida. A cor é um *fenômeno fisiológico* e depende de como nossos olhos recebem a emissão da luz, esta onda eletromagnética. Na Psicologia, o mais importante é o que psicologicamente a percepção das cores causa nos indivíduos; então, podemos definir que o estudo da Cromoterapia nada mais é do que utilizar as vibrações dessas ondas que as cores emitem, que irão atuar como fonte geradora de cura ou equilíbrio para a saúde física, mental e espiritual, através de suas frequências vibracionais.

É importante acentuar que cada cor, por sua vez, possui uma vibração e que podemos nos valer de seus raios para tratar desequilíbrios físicos e psíquicos, sabendo que nesse processo terapêutico as células do corpo só absorvem os raios luminosos do campo eletromagnético de acordo com as suas necessidades.

Quando a luz solar incide sobre o planeta Terra, sua refração e cor criam uma frequência específica decorrente do espectro das cores, de altíssima e positiva vibração, indo de encontro com as frequências que se formam no campo astral dos seres que aqui habitam. E onde essa luz chega, as frequências vibracionais negativas são transmutadas, tornando tudo ao redor mais leve e saudável. Uma vibração suave e gostosa se impõe e se estende ao redor dos espaços agora iluminados. Por outro lado, locais pouco ensolarados, casas e espaços sombrios podem ser facilmente identificados como locais de baixas vibrações, abrindo espaço para sentimentos e sensações de medo, mágoa, tristeza, ressentimento e outras energias negativas. Existem *cidades sombrias* com uma egrégora densa e negativa, e *cidades luminosas* onde a alegria, as conexões com a paz e o entusiasmo são uma constante.

CAPÍTULO 5
Propriedades da cor: físicas, bioquímicas e psicológicas

Quando falamos em propriedades da cor, nos referimos a capacidade, abrangência e como as frequências vibracionais das ondas e partículas emitem a sensação percebida como cor, que irá atuar através do espaço, sendo absorvida em um corpo físico, desencadeando reações anatomofisiológicas, através de reações eletrobioquímicas, e em um segundo momento e ao mesmo tempo provocando reações e sentimentos no âmbito da Psicologia sensitiva.

Já não é mais mistério para a maioria dos cientistas que é possível a reprogramação do DNA através do coração/mente com a emissão de intenção de alguma palavra ou ação terapêutica com a projeção de luz e cor. Garjajev, em suas pesquisas sobre DNA Luz, antes denominado DNA Lixo, afirmou que o DNA possui uma linguagem própria, semelhante à da comunicação humana. Conclui-se, então, que o DNA é influenciável por palavras emitidas pela intenção, pela mente e pela voz, dando agora poder e credibilidade às terapias de mentalização, imposição de mãos, Reiki, entre outras com aplicação e visualização de cores e luz, confirmando a eficácia das técnicas de afirmação, de visualização positiva e de hipnose psicoterápica.

Podemos iniciar uma sessão terapêutica com uma sugestão ou visualização conduzida, levando a um relaxamento profundo, desenvolvendo sentimentos de paz, equilíbrio e bem-estar, envolvendo a pessoa em luz e cores. No que tange à cor, pode ser uma ou duas cores específicas, que podem ser projetadas fisicamente através de lâmpadas fotocromáticas, ou mentalizadas através da condução da emissão fluídica da cor. Após atingir um grau de entrega e abertura, podemos começar o processo psicoterápico de reprogramação, por meio de imagens que poderão ser sugeridas, de apresentação de uma nova ordem ou forma de ser e pensar, de uma nova conduta ou ideia, de forma que o DNA se reprogramará, aceitando, absorvendo e recebendo a informação verbal e as imagens geradas pela condução do sentimento e do pensamento, a partir da ideia que está sendo transmitida e imediatamente passada para todas as células do corpo, que reagirão e atuarão segundo os novos padrões e formas de ser. Esse processo será potencializado se, durante todo o tempo, a pessoa se mantiver sob a projeção terapêutica de luzes e cores específicas.

É fascinante como esse processo está descortinando uma nova forma de se trabalhar com psicoterapias, agora de maneira breve e pontual, com um conjunto de ações dentro das luzes e com a projeção de cores potencializadas pela condução de sentimentos e palavras que falam e comunicam direto ao coração, mobilizando muito rapidamente novas formas e condutas a partir do ato de iluminar sua espiral de DNA. Nessa reprogramação, usando as frequências e ressonâncias de luz e cores, é possível obter bons resultados na regeneração de um DNA inativo que há séculos não vem sendo usado ou estimulado, ou ainda de um DNA danificado por radiações eletromagnéticas perniciosas de radiofrequências, como *wi-fi*, celulares e outros aparelhos eletrônicos. Um novo ciclo de luz e equilíbrio se abre para este milênio.

Alguns hospitais e espaços terapêuticos já estão utilizando as luzes e frequências das cores, por meio de aparelhos fotocromáticos, calhas cromoterápicas, visualização induzida de luz e cor com projeção sobre a pessoa, obtendo ótimos resultados nos tratamentos de doenças psicossomáticas, inflamatórias e degenerativas. Na área médica já se utiliza a *luz cromoterápica do laser*, para a qual o corpo apresenta respostas rápidas e positivas, em tratamentos de fibromialgia, artrite e até mesmo câncer, transmutando sua ação tumoral biofisiológica de forma curativa e com alívio da dor. Teremos um capítulo com orientações precisas sobre as frequências vibracionais das cores, seus comprimentos de onda, formas de aplicação, indicações e contraindicações.

Essa descoberta vem proporcionando aos cientistas uma maior compreensão dos campos eletromagnéticos sutis captados ao redor das pessoas (Aura), os quais eles agora aceitam por terem compreendido que as irradiações emitidas por curadores e sensitivos por meio de visualizações, imposição de mãos, símbolos, yantras e mantras ocorrem em um processo de receber luz e cor e irradiá-las para fora, transmitindo, projetando, aumentando e preenchendo com essa luz o campo eletromagnético (Aura) no entorno da pessoa que recebe essa energia.

O mais importante é *o que* a percepção das cores causa nos indivíduos, que sentimentos e reações ela desencadeia nos corpos físico e psicoemocional, e agora está surgindo, dentro dessa área, uma nova forma de tratamento, um novo olhar, que leva as luzes e cores, muitas vezes refletidas em cristais, como os bastões fotocromáticos, a fazerem parte do ambiente de um consultório de psicoterapia. Com essa nova forma de lidar e trabalhar com a energia eletrofluidomagnética, vamos retomar e assumir o controle de nosso Ser, através do equilíbrio das frequências vibracionais em nosso corpo, adotando as cores e luzes em nossa vida, melhorando nossas comunicações verbais e mentais por meio do impulso do coração/mente, enviando luz e cor em forma de ondas e partículas, levando à homeostase quântica através dessas radiações sutis.

Apesar de a cor ser algo abstrato, ela está fisicamente presente em nossa vida. Respiramos cor assim como o ar que enche nossos pulmões. Existe um processo mental inconsciente – mas muito inteligente – que vem sendo estudado e observado, em que as *células do nosso corpo* relacionam e absorvem a incidência de raios luminosos de acordo com as nossas necessidades individuais. Isso aconteceu com muitas pessoas para as quais foi dado um propósito a ser visualizado, e depois, submetidas a luz cromoterápica focada, elas relataram que um sentimento de alegria e plenitude foi aflorando, e as cores que estavam sendo fixadas sobre seus corpos mudaram de brilho e intensidade (medida com aparelhos especiais fotocromáticos). Com isso, conclui-se que luz e cor também reagem e interagem com as frequências vibracionais emitidas para o ambiente.

Trazendo essa experiência para o cotidiano, podemos afirmar que: assim como na vida, o brilho e a intensidade das cores dependem também de nosso momento psicoemocional. Há dias em que elas estão mais vivas e brilhantes, e dias em que se apresentam mais apagadas e sem vibração de luz. Precisamos fazer o treino psicomental de manter nossos pensamentos sempre vibrando em altas frequências, e colocar uma intenção com forte intensidade vibracional, através das energias da mente e do coração. Assim, toda uma mudança psicofisiológica começa a ser desencadeada, resultando em mais saúde e bem-estar.

Nesse sentido, a indicação da Helioterapia, por meio de banhos de sol, traz um aporte de energia vital, pois, como já se sabe, tudo se renova pela luz, uma vez que sem ela não haveria vida. E se a radiação de luz tiver cor, melhor ainda.

Capítulo 6
Energia Vital e Energia Luminosa

O mundo das ciências exatas, dos estudos formais nas áreas psicobioanatomofisiológicas, neste milênio, atingiu parâmetros nunca antes sonhados. Com a criação de aparelhos altamente sofisticados, alcançamos diversos conhecimentos, por meio de ressonâncias e tomografias computadorizadas altamente precisas, que nos possibilitaram adentrar no núcleo das células, permitindo à medicina formal dar um salto quântico em todos os sentidos. Ao mesmo tempo, a segmentação das áreas estudadas levou a um aprofundamento em todos os setores, nada ficou de fora, *tudo* passou por extensivas pesquisas, teses e trabalhos de comprovação científica. Ou melhor, *tudo* não; existe ainda uma parte bioenergética do corpo humano que segue inexplicável: a *Energia Vital*.

Qualquer afirmação ou tese apresentada sobre a Energia Vital fica ainda no âmbito da suposição. Como ela surge, onde se localiza, como é seu funcionamento no corpo físico, possui cor ou é somente uma luz? E, quando o corpo físico morre, a Energia Vital morre junto ou fica? E se fica, onde fica? Ou será que ela vai para algum lugar? Que lugar?

Não faz parte de minha proposta entrar no mundo das religiões, crenças e explicações sobre vida e morte, quero me ater ao conhecimento já consagrado e aceito pelo mundo científico de que existe uma forma de energia – denominada por muitos como *Alma* – que se liga a um corpo físico por um determinado período. Ou seja, todo ser humano é uma alma passando por uma experiência corpórea. Essa explicação já é aceita por uma grande parte da comunidade acadêmica, embora alguns ainda insistam em afirmar, agora sem muita convicção, que não acreditam em Deus, Alma e outros elementos deste mundo sutil, invisíveis aos olhos mas presentes em nossa vida.

Inúmeras pesquisas e teses vêm buscando exaustivamente explicar como é feita esta ligação entre um corpo e a Alma que o anima desde a concepção, dando-lhe o que chamamos de Energia Vital. Por muitos milênios, pensaram que essa energia se localizava na camada cinzenta do cérebro, que tudo comandava e controlava, mas essa tese foi descartada por dois motivos. Primeiro porque, mesmo havendo morte cerebral, a Energia Vital continuava ocupando e dando vitalidade ao corpo físico, e segundo porque as últimas descobertas deste milênio demonstraram que o cérebro vibra e atua em uma frequência eletromagnética de 140 milivolts e o coração, em uma de 5 mil milivolts, e que no momento em que o coração para de bater, a morte física é imediata. Pesquisas dentro da neurociência descobriram que o coração não é só um órgão com um tecido muscular diferenciado, como aprendemos nos bancos escolares, mas também um órgão que detém um grande poder energético, capaz de, através da visualização e da força da intenção movida pelos sentimentos, ser imediatamente captado do outro lado do planeta, como mostram experiências realizadas nas Universidades Harvard e John Hopkins, sobre a transmissão telepática de pensamentos com a força do impulso dos sentimentos e emoções. Sendo assim, os olhos de quem especula e busca explicar a Energia Vital se voltam agora para o *coração e para a mente.*

Mas por que estamos falando de tudo isso, se o tema deste livro são as luzes e as cores? Simplesmente porque, nesta busca de explicações científicas para a Energia Vital, sua origem, localização e forma de atuar, todas as pesquisas constataram uma energia eletromagnética partindo do coração, atuando no cérebro através de neuroconexões e se expandindo para fora do corpo físico, através do estímulo da glândula pineal, sendo captada por aparelhos específicos (Foto Kirlian) em forma de ondas e partículas de luz e cores que formavam uma névoa no entorno do corpo físico, denominada *Aura.*

O conhecimento milenar dos Vedas volta a ser buscado, quando quase 50% dos funcionários da NASA e de outros centros de pesquisas avançadas no mundo têm um grande número de cientistas indianos, estudiosos e conhecedores da cultura Védica. Em seus livros, há mais de 5 mil anos já afirmavam e identificavam o coração como um órgão centralizador da Energia Vital, tendo duas energias impulsionadoras, a sístole e a diástole, sendo uma batida identificada como energia divina e a outra como energia humana. Segundo eles, quando essas duas energias cessam, a vida no corpo físico acaba, e a Energia Vital, a Alma, sai do corpo que habitava e volta para esferas superiores, viajando através de túneis plenos de luz e cores. Tais túneis já foram descritos por muitos que chegaram ao limiar da morte e conseguiram voltar à vida, sendo mencionados em *best-sellers* de médicos e cientistas sobre experiências de quase morte e projeção astral.

A Energia Vital está diretamente relacionada com a frequência vibracional sutil da Alma acoplada ao corpo físico, dando-lhe vida, e se mantém ligada até o momento em que o coração para de emitir suas ondas eletromagnéticas por meio dos batimentos cardíacos. Enquanto a Energia Vital está ativa, o corpo emite e recebe radiações de luz e cores, como melhor detalharemos quando tratarmos sobre fotos Kirlian, auras, suas cores e outras energias sutis extracorpóreas.

Então, muitos questionamentos começam a aflorar. O corpo humano emite ou reflete luz? E essa energia luminosa, que muitos videntes descrevem com perfeição, é a luz interior projetada de dentro do corpo físico para fora, ou é o corpo físico que recebe luz de fora e a reflete ou projeta?

Para melhor compreendermos essa emissão humana natural de luz, vamos adentrar nas últimas descobertas sobre nosso DNA Luz, lembrando que, até o milênio passado, o conhecimento acadêmico e científico sobre genética havia conseguido identificar utilidade para apenas 10% de nosso DNA. O restante (90%) foi considerado DNA Lixo. Não satisfeito, o biofísico e biólogo molecular russo Pjotr Garjajev decidiu, junto com vários cientistas e colegas do mundo acadêmico, investigar a ação desse DNA aparentemente inútil. Os resultados foram maravilhosos, abrindo uma nova visão sobre o que até então era considerado tema de ciências ocultas, misticismo e poderes extrassensoriais dos seres humanos. E eu, particularmente, amo falar sobre esse tema.

Dessa forma, um novo mundo se descortinou para as pesquisas dentro da neurociência e da genética, revolucionando a compreensão do funcionamento psicossomático do corpo humano e do papel das células nos seres vivos. Garjajev afirma ainda que a molécula de DNA pode ser influenciada e reprogramada por sons, palavras, luzes e, pasmem, diz ainda que certas frequências vibracionais podem mudar padrões físicos e mentais já estruturados. As últimas pesquisas deste milênio também chegaram a conexões energéticas sutis, através de sinapses e outras formas conectivas, muitas passando pela pineal e extravasando para fora da calota craniana, pelo coronário, para, através de ondas e partículas, atuar como telepatia interdimensional, clarividência, intuição e outros fenômenos até então considerados exotéricos, sem nenhum cunho científico que lhes desse credibilidade.

Mas, e aquela pergunta anterior: Os seres humanos só refletem luz ou podem também emitir luz? Somos seres luminosos? Temos luz própria?

Vamos lá, adentrar um pouco mais nas últimas pesquisas e descobertas, agora com o também pesquisador russo Vladmir Poponin, que já demonstrou em experiências que o DNA pode agir de forma semelhante a um cristal: quando faz a refração da luz, irradia a luz que recebe. Essa descoberta levou os cientistas a uma maior compreensão dos campos eletromagnéticos luminosos ao redor das pessoas, abrindo uma nova janela para as terapias através de irradiações de luz e cor realizadas pelos terapeutas. Entendem por que cada vez mais estou apaixonada por esse assunto? Vamos, então, a mais uma extraordinária descoberta.

Mais recentemente, os olhos dos cientistas voltaram-se para a *luciferase*, uma enzima luminofosforescente. Pesquisas tentam identificar algum gene inativo que metabolize essa enzima no corpo, ou seja, estimular parte desses 90% de DNA inativos. Estará esse gene refletor de luz também adormecido e em tão alta porcentagem? Será que somos seres luminosos e perdemos essa capacidade de gerar luz? Ou, com o passar dos milênios, fomos embotando cada vez mais essa capacidade, entre tantas que sabemos existir, mas que estão inativas, adormecidas? Por isso, está tão em voga a afirmação: *Está na hora do despertar da humanidade!* Meu entusiasmo é cada dia mais crescente. Como ficar indiferente a todas essas descobertas?

Há milênios ouvimos relatos de sensitivos que descrevem luz e cor no entorno das pessoas e de outros seres. Penso que os estudos e os livros de Cromoterapia nas próximas décadas irão reformular alguns conceitos e definições, pois, com o advento da Física Quântica, com o domínio das frequências eletromagnéticas, muito do que se classificava como ciências ocultas, filosofias herméticas, está vindo à luz, com simplicidade e clareza. Uma nova forma de trabalhar terapeuticamente o corpo humano, em terapias de equilíbrio e cura, está sendo descortinada, sem misticismo e sem uma minoria que ainda hoje se considera *os escolhidos e capacitados* para assim atuar. Se a telepatia, a clarividência, a intuição, as conexões com outras dimensões são capacidades humanas comuns a todos, com mais tempo e desenvolvimento, serão habilidades naturais e compartilhadas por todos.

Desde criança me disseram para não falar, não expressar essas capacidades normais e inatas a todos os seres humanos. Na época, até medicamentos como Gardenal e Neosin me foram receitados, para eu deixar de ser uma criança inconveniente, que falava coisas e via seres. Mais tarde, em casas espíritas, médiuns experientes tentaram, segundo eles disseram, fechar meu canal mediúnico, fechando meu chakra frontal. Hoje, conhecendo como conhecemos o que é e como funciona um chakra, sabemos que isso é impossível. Seria o mesmo que reduzir ou fechar algum canal sensitivo para não ver, ouvir e sentir.

Mas voltemos ao que interessa – embora eu pense que esses assuntos também nos interessam. Vamos à Energia Vital e à Energia Luminosa, que são o tema central deste capítulo, e que poderiam assim ser definidas:

A Alma é eterna. Ao longo do tempo, ela vai ocupando corpos físicos numa jornada evolutiva, em que a experiência em estado corpóreo vai polindo e intensificando sua luz. A cada retorno seu ao Todo, volta mais pura, limpa e luminosa, tendo cada vez mais, em sua experiência no corpo, através das ligações entre mente e coração, o controle dos sentimentos e emoções, até o momento em que não mais necessitará voltar, pois vibrará apenas em frequências de Amor Universal Incondicional, Amor Somente Amor, que se resume na volta para casa. Deus é o máximo de uma frequência de Amor.

Capítulo 7
A profissão de cromoterapeuta

Desconheço um profissional de Cromoterapia que atue apenas com essa terapia, usando somente luzes e cores. Acredito que a profissão de cromoterapeuta deve levar em consideração as outras práticas complementares e, de forma integrativa, ir agregando outros procedimentos, durante sua aplicação foto-cromática com objetivos terapêuticos.

Numa entrevista inicial com o paciente, são considerados os motivos que levam a pessoa a procurar a Cromoterapia (por exemplo, uma doença ou um conflito psicoemocional). Penso que, na maioria das vezes, as pessoas, ao procurarem uma terapia, não sabem o que realmente precisam e o que será melhor para elas, até que o profissional lhes informe, e essa informação, eu oriento, deve ser uma aula resumida, um minicurso. A pessoa precisa entender o que será feito e a seriedade do procedimento, caso contrário, corre-se o risco de levá-la a duvidar da terapia, a achar que são apenas aplicações de luzinhas coloridas e a concluir que, se é assim, ela mesma pode fazer isso em casa. Por isso, a necessidade de uma anamnese bem detalhada, para se ter o máximo de elementos, chegar a um bom diagnóstico, e somente então decidir quais cores e de que forma ou em que ordem o trabalho será feito, sempre tendo o cuidado de informar o máximo possível sobre o que se está fazendo. Entre tantos benefícios dessa atitude, posso citar também o ancoramento de crenças e a fé no que está sendo realizado, pois, como sempre digo, 50% do bom resultado de um tratamento advêm das mãos e das vibrações do terapeuta e os outros 50%, da fé e da entrega do paciente.

Entre outros procedimentos, sugere-se realizar uma análise vibracional da pessoa, para saber como está sua Energia Vital, sua saúde física e mental. Deve-se sempre perguntar se o paciente já tem um acompanhamento ou diagnóstico médico que possa auxiliar na identificação dos distúrbios físicos ou mentais dos quais se queixa. Também sugiro observar atentamente os sinais externos, em busca de manifestações de possíveis desequilíbrios psicoemocionais com os quais a pessoa pode estar lidando. Somente depois de todos esses procedimentos, de posse de todos esses dados, o cromoterapeuta estará apto a elaborar um plano de tratamento, com o uso das luzes e cores, integrando-as com outras terapias de sua escolha.

Dentro da metodologia cromoterápica, é possível trabalhar com a mentalização de cores, que é um dos métodos mais eficazes, quando o profissional tem domínio e poder de visualização com impulso vibracional mente/coração, na aplicação pontual ou em varredura da projeção de cores e luzes. Lembrando que nem todos os profissionais conseguem mentalizar e projetar as cores de forma que realmente penetrem e atuem nos locais que se objetiva trabalhar. Mas um profissional experiente, e com bom desenvolvimento de suas capacidades sutis de domínio da projeção mental de luz e cor, já deve transitar com tranquilidade e sabedoria no mundo das terapias integrativas.

É possível também, num segundo momento, conduzir o paciente a intensificar a radiação que está sendo projetada, levando-o a visualizar as mesmas cores que estão sendo focadas sobre seu corpo ou sobre partes dele. Mas, às vezes, durante a sessão de aplicação cromoterápica, a pessoa que está recebendo também percebe, sente ou visualiza cores, e nesse caso não deve ser conduzida; recomenda-se deixá-la fluir livremente, pois inconscientemente, sem o uso do mental ativo, a pessoa vai captando as luzes e cores que são trabalhadas em seu corpo.

Uma das técnicas utilizadas pelo profissional cromoterapeuta são as lanternas fotocromáticas, que têm o formato de uma lanterna com um cristal lapidado em sua ponta, de onde, ao serem conectadas à eletricidade ou a uma bateria, irão projetar luz em feixes luminosos. Essas lanternas têm, em seu interior, lentes com as cores básicas, que são acionadas com um comando. A cor selecionada se antepõe à luz projetada pela lanterna, e assim o feixe luminoso branco se transforma em lindos e poderosos feixes cromoterápicos com luz e cor focadas.

Num procedimento com a lanterna cromática, o cromoterapeuta poderá fazer primeiramente uma varredura cromoterápica sobre todo o corpo, como uma forma de limpar e depois equilibrar as frequências vibracionais, para então começar a projetar os feixes de luz e cor somente sobre os pontos a serem trabalhados, a partir do diagnóstico anterior. O cromoterapeuta pode, ainda, potencializar a projeção de luz e cores, mentalizando e visualizando as projeções das mesmas em pontos específicos, podendo seguir as linhas dos meridianos, aumentando muito a eficácia do tratamento. Essa técnica é denominada Cromopuntura.

Em uma sessão de massagem relaxante ou de *shiatsu*, em que são trabalhados pontos específicos de dores, contraturas ou, ainda, ativação ou sedação dos pontos dos chakras e meridianos, a Cromoterapia aplicada com calhas de luz cromoterápicas ou lâmpadas coloridas pode potencializar o atendimento, trazendo maior bem-estar e aliviando a dor, o estresse e a ansiedade. Isso ocorre porque as cores atuam no nosso corpo, principalmente em nossos campos de energia (chakras), fortalecendo-os e equilibrando-os. Em apenas uma sessão de massagem em conjunto com a Cromoterapia, a pessoa já percebe melhora e continua a sentir os benefícios até 24 horas depois. O mais indicado é que se faça pelo menos uma sessão por semana durante um período de 1 a 2 meses.

Existem novas técnicas terapêuticas que estão muito em voga, como Barras de Access, Reiki, Imposição de Mãos, Zero Balance, Osteopatia Craniossacral, dentre outras, que podem se aliar à Cromoterapia para potencializar seus efeitos. Hoje, a maioria desses profissionais já tem lâmpadas fotocromáticas instaladas em seus consultórios, para serem acionadas no momento de um atendimento na maca.

As calhas cromoterápicas são instaladas sobre uma maca, e têm de 6 a 8 lâmpadas de diferentes cores, que podem ser acionadas automaticamente, a partir de um programa de comandos eletrônicos, que o cromoterapeuta instala, para tratar problemas como insônia, medos, síndrome do pânico, depressão, transtornos de ansiedade, dores nas articulações, nos músculos, enxaquecas, dentre outros. Esse procedimento é denominado Banho de Luz e Cores, em que a pessoa fica exposta à luz cromoterápica por um determinado período. Já as aplicações de raios cromoterápicos acionados a partir da luz de *laser* devem ser feitas por profissionais habilitados, com especialização e muita prática no uso dessa radiação sobre uma pessoa. A penetração e ação desses feixes é mais profunda, imediata e pontual, atuando de forma efetiva e trazendo resultados rápidos no alívio de dores, edemas e inflamações.

Na área da Psicoterapia por meio de cores, na entrevista inicial, o terapeuta pode usar cartelas cromáticas para uma avaliação prévia de preferências e ojerizas do paciente, despertando sensibilidades, sentimentos e emoções a partir da visualização das cores. Durante esse processo, pode fazer perguntas pontuais, como: Das cores que aparecem nestas cartelas, qual delas lembra a tua infância? Que cor remete à tua mãe? Que cor lhe desperta sensações de alegria? Para qual cor darias o nome de medo? De que cor não gostas?, e assim por diante. O psicoterapeuta também deve estar aberto e sensível às nuances e mudanças que a pessoa vai manifestando durante a entrevista, e a partir daí elaborar as perguntas. É uma conexão telepática que se instala entre o cromoterapeuta e o paciente, em que o direcionamento da sessão vai se desenrolando a partir de uma condução sensível e efetiva, captando o que realmente deve ser comentado, questionado e trabalhado.

Muitos pensam que a profissão de cromoterapeuta é algo muito fácil de ser estudado e simples de ser aplicado, mas, na verdade, não é bem assim. São muitas as informações que devem ser estudadas, praticadas e assimiladas, antes de se iniciar um trabalho de aplicação de luzes e cores em uma cabine terapêutica. Além de um amplo domínio das áreas da Anatomia, Fisiologia, Psicologia, Biologia, Física tradicional e agora Física Quântica, é preciso realizar um estudo aprofundado das três ciências que estudam as cores e como elas se comportam conforme o enfoque dado às diversas atuações da energia luminosa, que recebem as seguintes denominações: Cromoterapia, Cromosofia e Cromologia. Vamos, agora, a uma rápida explicação de cada uma, lembrando que, na verdade, poderiam isoladamente ser tema de um vasto e detalhado livro.

Cromoterapia: é a ciência que utiliza as cores do espectro solar, e de forma terapêutica restaura o equilíbrio físico-bio-psico-energético em áreas do corpo atingidas por alguma disfunção. Hoje a Cromoterapia já coloca também como foco de trabalho a busca de equilíbrio das áreas psicoespirituais, uma vez que o mundo espiritual já não pode ser negado nem separado, pois faz parte e, muitas vezes, é o ponto principal a desencadear disfunções no corpo físico.

Nos estudos e aplicações da Cromoterapia, tem-se um caminho de conexões de cor, vibração e forma de atuar nos campos físico, mental e espiritual, como por exemplo:

O *vermelho*, entre outras coisas, atua como ativador da corrente sanguínea e tem uma frequência vibracional baixa em ondas longas, estimulando o chakra básico e explênico.

O *laranja* tem uma ação revitalizadora dos ossos e músculos, estimula e potencializa a energia do entusiasmo e da alegria. Muito adotado no trabalho com crianças autistas e em locais que necessitam de um aporte energético extra no ambiente.

O *amarelo* é muito usado até em Argiloterapia, nas aplicações sobre a pele, pois tem uma ação regeneradora e rejuvenescedora muito intensa, além de trabalhar ossos e músculos.

O *verde*, entre muitas benesses intrínsecas de sua frequência vibracional, atua como antisséptico e estruturador do equilíbrio biofísico dos ambientes. Possui ação regenerativa e secativa sobre feridas e inflamações.

O *azul* tem uma ação tranquilizante, analgésica, calmante e regeneradora de disfunções psicológicas, como medo, insônia e hiperatividade. É adotado em muitas terapias em que se quer induzir um relaxamento mais profundo, pois facilita a mente a entrar no estágio Alfa. Muito utilizado recentemente pelos psicoterapeutas hipnólogos.

O *anil* ou *índigo* é uma cor muito importante para o desenvolvimento da fala e da comunicação, tanto em voz alta quanto em meditação e diálogo silencioso. Pode ser usado de forma pontual para estancar fisicamente uma hemorragia, por sua ação frequencial cromoterápica coagulante.

A cor *violeta*, *lilás*, pela sua amplitude de onda curta em alta frequência, atua na área física do corpo como um poderoso bactericida e anti-infeccioso, sendo indicada pelos médicos cromoterapeutas como um coadjuvante dos antibióticos. Na Psicologia e na busca de evolução espiritual, é a cor que, através de suas vibrações, eleva às esferas sutis, por isso é muito utilizada para meditação, em locais de oração, altares e outros lugares de conexão com o Supremo.

Cromosofia: é a ciência que estuda as cores e de que forma elas atuam e influenciam na psique humana, abordando o uso e a escolha das roupas, as cores adotadas em ambientes, paredes, muros, inclusive a preferência por certas cores. No Capítulo 18 abordaremos mais detalhadamente a psicologia das cores e sua adoção em roupas e ambientes.

Agora, de forma resumida, a partir da frequência vibracional da cor, vamos entender como ela vibra e se revela, seja em forma de sentimentos, emoções ou outros padrões psicológicos.

A cor *vermelha* vibra em sintonia com as energias de paixão, vigor, força, aterramento, coragem, enfrentamento, conexão com o real, poder e autodomínio psicomental.

A cor *laranja* sintoniza com as frequências de alegria, contentamento, felicidade pura, otimismo, entusiasmo, sentir-se jovem; estimula as psicoconexões neurais da memória e da concentração.

A cor *amarela*, através de sua frequência vibracional e luminosa, potencializa as conexões intuitivas, as ações que necessitam de uma inteligência forte e desperta. É uma cor estimulante de todas as sinapses intelectuais.

A cor *verde*, vibrando em um ambiente, aumenta a confiança, estimula a esperança e a fé. É a cor dos relacionamentos amigáveis, por isso é considerada por muitos como a cor da família. Pessoas que vivem em conexão com essa cor, nas matas e na natureza, são mais criativas, leves e soltas.

A cor *azul*, através dos componentes vibracionais de suas ondas eletromagnéticas, proporciona paz e tranquilidade, e por seu equilíbrio desenvolve a calma e a paciência nas pessoas ansiosas e imediatistas. Muito adotada por psicoterapeutas e hipnólogos.

A cor *anil* ou *índigo*, pela sua vibração em alta frequência e ondas vibracionais curtíssimas, desperta no entorno sentimentos de fraternidade, devoção e entrega. Fixa as energias na fé e, se persistir, pode levar a breves, mas fortes, momentos de iluminação.

As cores *violeta* e *lilás* têm conexão direta com as frequências vibracionais da glândula pineal, e extravasam para outras camadas fora do corpo físico pelo chakra coronário, de onde, por meio da concentração, da meditação e da busca pela espiritualidade, entram em conexão com esferas mais sutis da intuição, da telepatia e da clarividência, trazendo sabedoria para a consciência, em conexão com o Cosmos.

Cromologia: é a ciência que estuda e pesquisa o espectro das cores, no campo da Física, buscando entender e explicar seu espectro eletromagnético, suas características atuando, como frequência, comprimento de onda, velocidade, luminescência e a intensidade de frequência através da projeção.

A cor *vermelha* possui onda mais longa e de baixa frequência. Seu comprimento de onda é de 625-740 nm e sua frequência é de 480-405 THz.

A cor *laranja* vibra num comprimento de onda de 590-625 nm e tem uma frequência de 510-480 THz.

A cor *amarela* tem comprimento de onda de 565-590 nm e frequência de 530-510 THz.

A cor *verde* tem comprimento de onda de 500-565 nm e frequência de 600-530 THz.

A cor *ciano, azul*, tem comprimento de onda de 485-500 nm e frequência de 620-600 THz.

A cor *anil-índigo* tem comprimento de onda de 440-485 nm e frequência de 680-620 THz.

A cor *violeta-lilás* tem comprimento de onda de 380-440 nm e frequência de 780-680 THz.

Os comprimentos de onda e as frequências das cores do espectro solar chegam até a Terra numa velocidade de 300.000 quilômetros por segundo. Cada feixe de luz tem uma frequência vibracional que se projeta num comprimento de onda, vindo a caracterizar a sua cor. E é essa frequência vibracional de cada cor que é usada pelo cromoterapeuta em seus trabalhos cromoterápicos.

Algumas pesquisas sobre fotoestimulação, em que as ondas cerebrais foram induzidas através de frequências estimuladas externamente, por meio da projeção intensa de uma cor, observaram um alterado estado de consciência e também que são necessários alguns fatores externos para que a indução ocorra de forma satisfatória, como o tempo de estimulação, a cultura e o nível de expectativa da pessoa a ser induzida.

Entre 1930 e 1940, cientistas como W. Gray Walter e outros, que também repetiram o experimento, utilizando um aparelho de EEG e usando poderosas luzes fotocromáticas focadas, com indução mental controlada, conseguiram fazer uma pessoa experimentar uma forte alteração de consciência, chegando ao chamado *transe xamânico*, no qual os xamãs entram no momento em que focam a chama de uma fogueira e com outros rituais específicos. A partir desse e de outros experimentos, podemos afirmar que as cores influenciam profundamente o comportamento das pessoas e que a visão é o sentido mais atuante, e por isso também é o que mais influencia a geração das ondas cerebrais.

Ainda dentro da neuroconexão sináptica e da atuação das cores, na Cromoterapia, cores como vermelho, laranja e amarelo são estimuladoras do Sistema Nervoso Simpático e, consequentemente, aumentam a ação energética, muitas vezes levando a uma agitação da pessoa. Já as cores como verde, azul e violeta estimulam o Sistema Nervoso Parassimpático e, por isso, levam a um relaxamento e bem-estar. Para conduzir a um relaxamento mais profundo, foram realizadas centenas de experiências em laboratório, utilizando a projeção da cor violeta sobre os olhos, levando de imediato a um estado induzido de ondas alfa e a um consequente relaxamento e entrega profundos. Do equilíbrio na aplicação dessas cores, teremos uma homeostase energética, ora estimulando, ora atenuando as frequências vibracionais no corpo humano.

Outra forma de se trabalhar com a projeção de cores terapeuticamente, para acalmar pessoas ansiosas, estressadas, com batimentos cardíacos acelerados, é levá-las a visualizar mentalmente as cores verde e, depois, azul como um feixe de luz entrando pelo topo de sua cabeça e descendo lentamente até os pés. Logo a pessoa perceberá que, pelo simples fato de fazer essa mentalização de cores, seu coração já estará mais desacelerado e ela, mais calma e tranquila.

Quando inicia uma sessão de Cromoterapia, o cromoterapeuta já sabe que todos os órgãos possuem frequências com características próprias de vibrações de cada cor e, consequentemente, necessitam de uma aplicação específica para cada um deles. Por exemplo: nas terapias de cura de mal-estar psicológico e de doenças físicas, somente uma mudança de frequência, com o aumento ou a diminuição da vibração no uso da cor, provocará, por um fator químico, mecânico ou térmico, uma reação de tonificação ou sedação.

É muito importante lembrar que as células possuem um discernimento sempre correto. Elas escolhem as cores e as vibrações que lhes serão benéficas, bem como rejeitam aquelas desnecessárias. No caso de projeção de uma cor errada por muito tempo, a reação será a mesma de quando ingerimos um alimento que não nos cai bem. Há uma tendência a alterar a frequência do campo de força eletromagnética da célula, que necessitará de algum tempo para metabolizar essa energia, dissolvê-la ou eliminá-la. Enquanto ocorre essa projeção de cor desnecessária e excessiva, sua energia vai interagir no campo energético do órgão, afetando o sistema energético como um todo, desorganizando o corpo físico, gerando sensações de fraqueza, mal-estar e náusea, que irão permanecer pelo tempo que a pessoa estiver exposta a esse raio luminoso.

Segue aqui um alerta: as pessoas que pintam as paredes internas de suas casas na cor vermelha e usam luzes que refletem essa cor devem ter muita atenção e cuidado, pois a luz vermelha em excesso causa uma irritação neurorresponsiva, gerando raiva, contraturas, dores musculares, náusea e cansaço físico. Mas, para desordens energéticas de pessoas desvitalizadas, desanimadas, tristes e apáticas, a adoção da cor vermelha de forma pontual e por um tempo preestabelecido torna-se terapêutica, gerando ótimos resultados se aplicada corretamente.

Encerramos o capítulo sobre a profissão de cromoterapeuta com uma sugestão a todos que se sentirem chamados a trabalhar com luz e cor em seus espaços terapêuticos. Como a Cromoterapia é uma atividade que lida constantemente com o mundo sutil e com aquilo que é invisível aos olhos físicos, meu conselho é que, paralelamente aos estudos dessa ciência, os cromoterapeutas se dediquem a desenvolver essas capacidades inerentes a todos os seres humanos, mas que foram esquecidas devido aos milênios de desuso e embotamento psicoespiritual ao fechamento dos canais de conexão com o sutil. Por meio do desenvolvimento da clarividência, da telepatia, da intuição e de outras formas de captar o que sempre existiu, o profissional terá melhor discernimento para projetar a cor correta com mais clareza e acerto.

Estamos no terceiro milênio, não necessitamos mais de intermediários para nos colocarmos em contato com este mundo metafísico que sempre esteve presente em dimensões paralelas e interpenetradas, pois todos nós podemos, sim, ter acesso direto às informações dessas dimensões cósmicas.

Apenas relembrando: as recentes e libertadoras pesquisas e descobertas sobre os 90% de nosso DNA que até o início deste milênio eram considerados inúteis, sendo denominados pela comunidade acadêmica como DNA Lixo, demonstram que ele é composto em grande parte pelas habilidades ainda não desenvolvidas no corpo humano, como a intuição, a telepatia, a vidência e outras capacidades que nos conectam diretamente com o mundo sutil, não captado pelos cinco sentidos classificados pela antiga Anatomobiologia.

E não posso deixar de mencionar as pesquisas realizadas pelo Dr. Dietrich Gümbel, na Alemanha, sobre *Cosmoterapia*. Ele foi um dos primeiros a ter a coragem de assumir e revelar a existência de sete níveis de sentidos, e não somente os cinco já conhecidos e estudados. Suas descobertas basearam-se em experimentos e observações de outros dois órgãos sensoriais existentes no corpo físico, a pineal e o coração, altamente especializados em receber e passar vibrações, como sensações e conexões extrafísicas, além das cores e sons.

Ainda serão necessárias algumas décadas para que as informações passadas nos bancos escolares e universitários mudem, até porque isso exigirá a humildade de reconhecer, mudar e aceitar uma nova realidade. No entanto, hoje, parte da comunidade científica já aceita que não temos apenas os cinco sentidos – visão, tato, olfato, audição e paladar –, mas também, após as últimas descobertas sobre o DNA, mais duas conexões neurossensitivas.

O sexto sentido está diretamente ligado à *pineal*. Através dela, sentimos, percebemos e nos conectamos com o mundo extracorpóreo. Agora, o mundo todo volta-se para esse novo sentido, para compreendê-lo e melhor utilizá-lo. É o sentido da autoconsciência e autossuficiência, que nos coloca diretamente em contato com as frequências vibracionais mais etéreas, mas que nem por isso deixam de ser verdadeiras e de interferir em nosso cotidiano.

O sétimo sentido é o do *Coração*, que é o ponto focal de todas as outras sensações e percepções sensoriais. É através dos sentimentos e das emoções, do que sentimos e como sentimos, que nos conectamos com o mundo externo. É o sétimo o mais importante sentido do corpo humano, pois proporciona o poder do impulso, através da vontade, da energia e da frequência vibracional que este órgão desenvolve e com as quais se conecta. Agora os humanos estão desvendando e desenvolvendo um novo poder e uma nova forma de interagir com o mundo que os cerca, sentindo, captando e interagindo através das ondas vibracionais do coração.

Num misto de emoção e felicidade, posso afirmar que esse sétimo sentido, que sempre existiu, neste momento planetário, em que todos estão em busca de sua evolução vivencial e espiritual, fará com que as conexões sentidas e transmitidas através do coração vibrem e interajam com Amor, e é este sentimento que levará a humanidade a sua plenitude. Nunca se falou tanto em inteligência emocional, em inteligência espiritual, em sentir e ouvir o coração, em neurobioemoção, em buscar compreender se o que sentimos e percebemos é um impulso sensitivo vindo do coração ou das esferas mentais, que mentem – e muito. Temos que, a partir de agora, antes de decidir algo, questionar nosso coração, sentir através dele, se isso está ou não em harmonia com nossos sentimentos mais profundos, em sintonia com nossos batimentos.

Sejam bem-vindos esses dois sentidos maravilhosos, que sempre existiram e que ainda serão incluídos nos anais dos livros de Ciências.

Capítulo 8
Termoterapia e as cores

Um dos temas de suma importância no estudo da Cromoterapia são as frequências vibracionais de cada cor, que, ao vibrarem, criam no entorno a possibilidade de refletir luz, apresentando um tipo de ressonância que é única e característica apenas daquela cor. E essa vibração passa para todos, de forma muito clara, mas sutil, um sentimento ou sensação térmica, levando à catalogação das cores, em Termoterapia, como: cores quentes, cores frias e cores neutras.

Num atendimento cromoterápico, a partir de uma anamnese, o cromoterapeuta irá escolher que ondas vibracionais a pessoa necessita e com que cores irá trabalhar. Se está triste e depressiva, com Energia Vital baixa, deverá iniciar sua terapia com a adoção de cores termoterápicas quentes, e ao longo da sessão deve ir adotando cores frias ou neutras, conforme o que sua sensibilidade e percepção extrassensorial sinalizem.

Entendem, agora, por que me alonguei tanto no capítulo anterior, buscando deixar bem claro por que o profissional cromoterapeuta tem que ter desenvolvido uma sensibilidade através do estímulo da glândula pineal e dos impulsos do sentir através do coração, para bem poder discernir quais as etapas de um tratamento e quais as cores seguintes que deverão ser projetadas, além de já ter estimulada e treinada a capacidade de visualizar e projetar luz e cores em feixes mentais de luz sobre a pessoa que está cuidando, com impulso mente e coração?

Na Índia, as pessoas vestem cores, e de preferência cores quentes, fortes e vivas, e dizem que, segundo a Medicina Ayurveda, as cores neutras e o preto não acrescentam vibração energética ao corpo físico, e que, ao usarem roupas coloridas e vibrantes, estão trazendo, pela refração da luz sobre as cores, uma frequência vibracional positiva e terapêutica, ou seja, a Ayurveda considera a Cromoterapia desde a exposição aos raios solares, os cultos ao fogo e outras formas de vivenciar e projetar as energias de luz e cores, assim como, ao vestir uma cor, cada pessoa está trazendo para junto de si a vibração da cor que está usando.

Ainda, trazendo uma postura dentro da Ayurveda, os indianos nunca usariam uma roupa de íntima, como uma *lingerie*, na cor preta, nem homens nem mulheres, pois consideram que essa cor absorve frequências vibracionais nocivas à pessoa; então, imagine junto ao corpo, em contato com a pele, e ainda ficam impressionados quando veem que no Ocidente, tão evoluído, a maioria das pessoas usa *lingerie* de cor preta ou escura.

De forma simplificada, podemos afirmar que, em Termoterapia, as cores quentes são aquelas que transmitem uma sensação de calor, como o vermelho e o laranja, que dão também uma sensação de proximidade, de aconchego. Por outro lado, as cores frias, como o azul e o violeta, dão um sentimento de espiritualidade, e quando adotadas num ambiente fechado, proporcionam sensação de espaços maiores e de profundidade.

Numa classificação clássica, dentro do conhecimento científico, as cores são assim apresentadas:

Cores primárias, secundárias, terciárias e neutras:

As cores primárias são o vermelho, o amarelo e o azul. As cores secundárias são formadas pela mistura de duas cores primárias, o verde, o roxo e o laranja. E as cores terciárias são formadas pela mistura de uma cor primária com uma ou duas cores secundárias; as terciárias são todas as outras cores.

A cor neutra tem essa denominação por apresentar, numa refração de luz e cor, pouco reflexo, sendo mais usada como complemento de outra cor. Entre as neutras, temos os tons cinza, que em tons escuros são denominados de chumbo, e os marrons, que nos tons mais claros são chamados de bege.

A cor *branca* é luz isenta de cor, ou seja, não possui uma cor específica, absorve ou projeta a partir de um prisma todas as cores do espectro. Se rodarmos o disco das cores com veemência, veremos que as cores desaparecerão e só poderemos ver o branco, ou seja, através de um movimento rápido de todas as cores, nossa percepção visual capta tudo como branco. Já o *preto* é a ausência de cor, e no Capítulo 18, sobre o uso das cores das roupas no cotidiano, voltaremos a explicar melhor essas afirmações já dentro de sua aplicabilidade e função.

Falaremos agora apenas de sua ação termoterápica, de quando usamos uma roupa preta. Como é uma cor com ausência de cor, o preto vai absorver muito intensamente todos os raios do espectro solar e, assim, todas as cores do espectro vibrarão juntas; por isso, usar cores pretas no sol é muito desagradável, pois potencializa muito o calor. No deserto e em lugares de altas temperaturas, o preto não é adotado. Já o branco, por não possuir uma cor específica, e por ter em seu espectro todas as cores, ao entrar em contato com os raios solares, vai refletir e não absorver, pois não absorve o que já possui, por isso o branco e as cores claras são muito adotados em regiões de altas temperaturas.

Uma pessoa cega treinada é capaz de identificar qualquer cor através da frequência vibracional da mesma. Um daltônico, por uma diferenciação em seus cones na retina, percebe a cor de forma diferente. A energia vibratória, a forma como capta o comprimento de onda, como a processa através dos cones na retina e a envia como reconhecimento (neurocerebral), irá diferenciar uma pessoa que tem o olho normal e percepção correta das cores de todo o espectro solar, do daltônico que tem Protanopia (é cego para o vermelho) e do daltônico que tem Tritanopia (é cego para o amarelo e o azul).

Dentro da refração e absorção de luz e cores, e vendo sob o foco da Termoterapia sensitiva, as cores quentes possuem uma frequência vibracional mais energética e têm o poder de ativar e estimular as vibrações no entorno. Já as cores frias, que têm uma frequência vibracional mais sedante, calmante, tranquilizante, vão atuar essas vibrações no ambiente do entorno, de forma a refrear, acalmar e ficar mais na frequência do deixar fluir e parar, em vez de ativar e buscar.

Capítulo 9
Clarividência, auras, bolas de luz

Hoje temos acesso às tecnologias da Bioeletrografia, que é uma técnica de diagnóstico que utiliza a Máquina Bioeletrográfica, ou, como era chamada até o ano 2000, Máquina Kirlian, que tirava fotos Kirlian. Essa tecnologia, desenvolvida na Rússia, recebe esse nome porque foi criada pelo casal Kirlian, que, devido às muitas dificuldades da época e do regime de seu país, teve vários prejuízos em suas pesquisas para o desenvolvimento dessa maravilhosa máquina fotográfica.

Em 1904, no Brasil, o padre Roberto Landell de Moura, gaúcho de Porto Alegre (RS), de posse de toda essa tecnologia criada pelo casal Kirlian, buscou desenvolver uma máquina mais prática e aplicável, indicando-a para pesquisas científicas, em espaços de terapias integrativas e em alguns hospitais, tendo sempre como principal objetivo o diagnóstico de sintomas e doenças físicas e psíquicas. Foi também o padre Landell de Moura que, após desenvolver e trabalhar por muitos anos com essa tecnologia, a nomeou como *Máquina Bioeletrográfica*. Hoje, essa denominação é internacionalmente reconhecida, desde o ano 2000, pela IUMAB – *International Union of Medical and Applied Bioelectrography*, cuja sede fica na Finlândia.

No entanto, só 35 anos mais tarde, em 1939, a verdadeira história veio à tona e todos reconheceram e aceitaram o casal Kirlian como os inventores e verdadeiros mentores dessa descoberta. Mas não se pode esquecer que tem também grande mérito nessa história o padre Landell de Moura, que, de posse de toda a tecnologia e de todo o conhecimento da máquina fotográfica Kirlian, a reinventou acrescentando melhorias no processo e renomeando suas fotografias como fotos bioeletrográficas.

Hoje, a Cromoterapia lança mão dessas fotos bioeletrográficas para um diagnóstico mais preciso dos campos luminosos de luz e cor na Aura e para bem desenvolver os tratamentos em que utiliza a vibração da energia luminosa colorida, a fim de restabelecer o equilíbrio e a harmonia do todo, através do campo bioenergético dos humanos, dos animais e das plantas.

As primeiras descrições e explicações de como era realizado o processo das fotos Kirlian afirmavam que se tratava pura e simplesmente de uma fotografia da ionização dos gases e vapores exalados pelos poros da pele quando em contato com uma placa eletricamente carregada. Por exemplo, sobre as fotos Kirlian de dedos, diziam que a luz se manifestava através dos fluidos das papilas digitais. Hoje, com aparelhos mais sofisticados, sabe-se que é muito mais do que isso. A foto dessa luminosidade extracorpórea, dessas radiações de outras formas de energias de luz e cor que são projetadas para fora, e ainda recebem interferências luminosas do entorno, mostra o halo luminoso que foi denominado Aura.

Os seres vivos não são compostos apenas pelo corpo físico (matéria densa). Já foi constatado, através da Bioeletrografia (fotos Kirlian), que existe um campo eletromagnético luminoso (com cores) que envolve o corpo. Esse campo foi chamado de "Aura" pelas escolas místicas. Surgiu, então, a pergunta que você já deve estar se fazendo: Essa luz é uma refração de algum ponto de luz primária que é projetada sobre o corpo físico e reflete luzes e cores ou é uma projeção de luz que extrapola para fora do corpo, vindo de seu interior?

Para alguns cientistas, ela é o campo bioplasmático ou psicobioeletromagnético que se forma no entorno do corpo físico. Para o Dr. Konstantin Korotkov, PhD em Física na Rússia, o halo luminoso e colorido que aparece em torno dos corpos, em um bioeletrograma, nada mais é do que a visualização da ionização dos gases e/ou vapores emanados por qualquer corpo. Será?

Acredita-se hoje que buscavam na época uma explicação simples e razoável para aqueles que ainda não estavam dispostos a se abrir para a compreensão desses campos energéticos mais sutis que sempre emanaram para fora do corpo físico. Como os cientistas não conseguiam explicar aquela descoberta, ela foi negada – assim como tudo que não conseguiam conceituar a partir de demonstrações científicas. Mas estamos no terceiro milênio, e muitas afirmações, comprovações e Prêmios Nobel do milênio passado, agora, estão sendo realmente elucidados, de forma que muito do que está escrito nos livros das ciências contemporâneas terá que ser revisado e adaptado às novas e irrefutáveis descobertas.

Hoje já se sabe que existem muitas radiações e emanações para fora do corpo que se manifestam, na maioria das vezes, em ondas e partículas sonoras, luminosas e fotocromáticas. A comunidade científica vem se abrindo e adentrando neste mundo fluídico, que até pouco tempo era apenas visto e percebido por sensitivos e fazia parte do mundo metafísico e esotérico. Entramos em uma nova era de abertura para o mundo sutil. Tudo aquilo que nos foi negado e ficou no domínio de poucos, dentro de livros e sabedorias herméticas, está vindo à tona. A luz está iluminando e descortinando todos esses conhecimentos e capacidades que estavam obscurecidos nos porões de nosso DNA.

Porões de nosso DNA? Sim, podemos assim nos referir a uma ilimitada capacidade corpórea, psicomental e espiritual que vem há milênios sendo coberta por véus. Estou novamente me referindo aos 90% de nosso DNA adormecido. Está na hora de todos se darem conta de que temos muito trabalho pela frente em relação a descobertas, invenções e buscas, mas agora não mais para fora, para o mundo externo; chegou o momento de adentrarmos em nosso mundo interno, de estimularmos novas e atuantes neuroconexões, a fim de desenvolver um novo *Ser Poderoso* que está renascendo. Pois, dentro do universo quântico, existem infinitas possibilidades, e no momento em que o observador olha para esta parte envolta em véus, nosso DNA inativo, se desvendam inúmeras possibilidades.

É entusiasmante estarmos vivendo este momento humano e planetário, descobrindo e afirmando em alto e bom som que somos, *sim, seres iluminados*, temos luz própria, e a projetamos para fora de nossos corpos físicos, em forma de auras lindas e luminosas, à medida que nossas frequências vibracionais se elevam. Vamos iluminar nossas vidas com luzes e muitas cores, e dessa forma adentrar neste mundo que até pouco tempo estava escondido pela nossa ignorância visual física. E, no momento em que nos permitirmos avançar, nos sentirmos merecedores e capazes dessa nova forma de ser e poder, iremos criar maiores chances de transformar nossa vida e realidade, unindo nossas ações e crenças às frequências positivas do Universo na direção de nossos sonhos e projetos. Essa é a luz interna a que me refiro. Então, os 90% de nosso DNA podem, sim, ser reprogramados, modificando nossa forma de ser e interagir neste imenso campo quântico de luz, cores e sons que são os poderes psicofísicos que sempre estiveram a nossa disposição. E, através das ressonâncias e frequências vibracionais corretas, vamos atrair tudo aquilo que é positivamente compatível com nossas visualizações. Sim, eu acredito que somos seres muito poderosos, e agora estamos no caminho de desvendar toda esta nossa luz interna que estava até agora embotada.

Não esquecendo que temos uma capacidade ainda adormecida em nosso chakra frontal, nosso terceiro olho, que nos possibilita conexões com o mundo sensível através das frequências vibracionais altíssimas de um cristal de Apatita, que está em nossa glândula pineal, que vibra e se desenvolve à medida que estabelecemos novas e iluminadas neuroconexões perceptivas.

O que falamos até agora foi sobre aura e luzes que se projetam a partir de um corpo físico, mas temos ainda um novo tipo de luzes e bolas de cores que se manifestam o tempo todo, em todos os ambientes, abertos ou fechados. Essa luminescência vem naturalmente e sempre se apresenta, sendo também, até pouco tempo, considerada uma manifestação espiritual ou de seres de outras dimensões. Será?

Para melhor compreendermos o que será explicado, peço permissão para detalhar um pouco mais o sistema visual humano, que é o canal sensorial mais importante para a percepção de tudo que nos cerca. Sua conexão com o cérebro e a maneira como a visão atua e influencia a vida das pessoas, seja pelas cores, formas ou luzes, são enormes, pois uma simples percepção visual é capaz de desencadear significativas ações e reações.

Tudo se inicia com a Luz, que é uma energia/matéria eletromagnética que está dentro do campo da percepção visual. Ela é uma forma de energia que necessita ser produzida, seja por um astro, por uma lâmpada, pelo fogo ou por compostos químicos. Segundo a Física Quântica, a luz é ao mesmo tempo matéria e onda, definição que no passado era tida como complicada e que até hoje ainda gera controvérsias. Para entender, vamos voltar um pouco no tempo.

Isaac Newton foi o primeiro a propor que a luz era composta de pequenas partículas, os fótons. Porém, nos séculos seguintes, experimentos de James Maxwell demonstraram que a radiação luminosa era composta também de ondas. E como foi dito antes, nós, pobres mortais, ficamos a ler e repetir o que cada um afirma em suas descobertas. Felizmente, essas duas afirmações geraram controvérsias até o século XIX, quando, com o auxílio das teorias de Max Planck e Albert Einstein, voltamos a descrever a luz como partícula, o que foi comprovado após o famoso experimento das placas de metal, em que foram jogados fótons de luz que se refletiam nas placas. Foi com essa pesquisa que Einstein ganhou seu Prêmio Nobel. De acordo com sua teoria, a luz reage ora como onda, ora como partícula. E é por essas ondas e partículas que os estudiosos atuais vêm, em suas teses e pesquisas, se abrindo para um novo campo de buscas.

Portanto, caros leitores, vamos, a partir deste momento, nos abrir para as inúmeras possibilidades e neuroconexões que temos em nosso interior esperando para serem reativadas e reconectadas, e dessa forma assumir o que realmente somos e o que viemos realizar. Acredito que somos seres de luz e, de posse dessa nova identidade e descoberta, vamos agora em busca de nossa essência luminosa, que nos dá força, integridade e poder, resgatando assim a missão de nossa Alma num corpo físico.

Mas precisamos acalmar nossos ânimos e voltar agora a uma parte de nosso corpo, muito importante em todo esse processo, um órgão dos sentidos, responsável pela percepção de tudo isso no plano físico: *o olho*. Ele é formado por diversas partes: a primeira é a parte branca e externa, chamada de esclera; o revestimento externo e claro é chamado de córnea; a íris, que é a parte colorida do olho, é responsável por controlar a entrada de luz; o cristalino focaliza a luz; a retina é onde a energia luminosa é transformada em atividade neural. Entendendo essa parte anatômica, vamos para a funcional.

O processo da formação da visão começa quando a luz penetra no olho. Ela atravessa o orifício da íris, chamado pupila, sendo então desviada pela córnea e pelo cristalino. O cristalino se ajusta para desviar a luz em grau maior ou menor, de modo que imagens de perto ou de longe possam ser focalizadas na retina. Deficiências visuais, como miopia, presbiopia e hipermetropia, ocorrem pela má focalização da luz na retina, e é nela que existem milhões de células fotorreceptoras que traduzem a luz em potenciais de ação, ou seja, trabalham as intensidades de luz que variam de muito claras a muito escuras, fornecem uma grande precisão visual e discriminam comprimentos de ondas para podermos ver em cores.

Talvez você esteja achando cansativas todas essas descrições anatomofisiológicas do olho, mas as considero importantes para todos aqueles que querem realmente entender como funciona nossa visão de luzes e cores, e também a percepção visual de alguns pontos de luzes e bolas diferenciadas no espaço. Portanto, seguiremos só mais um pouquinho.

Nosso cérebro cataloga todas as imagens e percepções que passam pelo cristalino. Ao receber essas luzes e projeções de fora, o cristalino inverte as imagens na retina, da mesma forma que uma câmera fotográfica. Essa projeção invertida não é problema para o cérebro, que consegue corrigir qualquer tipo de inversão. Segundo pesquisas, caso usássemos óculos que invertessem as imagens durante dias, o cérebro iria corrigir a distorção e o mundo não pareceria mais invertido.

E como explicar a vidência, a clarividência de bolas de luz? É uma capacidade apenas de alguns sensitivos? Até pouco tempo, ainda no milênio passado, diríamos que sim, que poucos têm essa capacidade desenvolvida. Mas, como assim, capacidade desenvolvida? Se assim for, qualquer um pode desenvolver essas e outras capacidades perceptivas mais sutis, que até agora ficaram restritas a poucos sensitivos e a crianças que até mais ou menos os 7 anos apresentam uma capacidade sensitiva de vidência, audiência, telepatia e intuição atuantes e naturais, mas que, infelizmente, a partir da socialização, vão embotando, vão deixando de manifestar essas inerentes e maravilhosas capacidades humanas.

A percepção de luzes e cores, de bolas de luz flutuando ou deslocando-se na atmosfera, ou de luzes ao redor de um corpo físico, como a Aura, faz parte de uma percepção natural em que essas luzes mais sutis existem e estão o tempo todo em nosso campo visual, nós é que não as vemos ou atentamos para elas a fim de estimular essas conexões naturais da visão, pois nos últimos milênios fomos embotando essa capacidade natural com o nosso sistema de *crenças visuais*.

Muitos ufólogos e buscadores de luzes e cores no firmamento, de tanto fixarem e estimularem suas conexões visuais, estão desenvolvendo novamente essas sinapses neuroconectivas, e pelo estímulo mais constante e repetitivo essa capacidade vai retornando, permitindo que eles vejam bolas de luzes e cores no ambiente. E quando apontam uma luz no céu, e as demais pessoas nada veem, estas dizem que eles estão fantasiando, o que não é verdade; o que acontece é que eles estão realmente retomando sua capacidade de vidência de luzes e cores que estava adormecida.

Encerro este capítulo assumindo uma afirmação baseada em vivências pessoais e que, tenho certeza, é compartilhada por muitos que agora estão tendo a coragem de dizer: Sim, eu vejo luzes e cores no entorno das pessoas, eu vejo bolas de luz se deslocando no espaço, e, mais ainda, eu sei que essa é uma capacidade inerente a todos os seres humanos, basta querer e se abrir para essa possibilidade.

Capítulo 10
Ação fluídica das cores sobre os chakras

Observo, ao ministrar meus cursos, que a maioria das pessoas tem muita dificuldade de entender, visualizar e trabalhar com projeção de cores a partir dos chakras. Acabam trabalhando como se fosse uma receita de bolo, seguindo um passo a passo, de tal cor para tal chakra, e assim aplicam a cor correspondente no chakra, sem entender ou fazer uma anamnese para aplicar cromoterapicamente a cor adequada a partir de um diagnóstico correto, sem saber se devem utilizar determinada cor para ativar, sedar ou equilibrar aquele chakra.

Todos os livros e cursos que temos no Ocidente apresentam sete chakras, como os principais pontos vibracionais, e energéticos do corpo; seu número de pétalas e suas cores vibracionais, correspondendo a alguns órgãos e sistemas internos, nos quais as terapias cromoterápicas, dentre outras terapias, pela utilização das vibrações de energia luminosa e colorida, irão atuar restabelecendo o equilíbrio e a harmonia. Essa é a definição que é copiada e passada de um livro para outro, e que os profissionais que se iniciam na área da bioenergia, no estudo dos chakras e meridianos, na maioria das vezes, são orientados a memorizar, junto com os nomes dos chakras, sua localização e as cores com as quais têm maior afinidade. Depois, em muitos cursos de Cromoterapia, aprendem a projetar nos chakras aquela que já é sua principal cor. Será que deve ser assim?

Seria muito simples se fosse, mas não é assim que funciona. O sistema de chakras é bem mais complexo. Primeiro, vamos resumidamente entender o que são os chakras, onde se localizam e quais são sua função, sua ligação com o sistema interno do corpo e sua forma de atuação. Depois de entender essa parte, precisamos compreender e, talvez um dia, aprender como realmente projetar luz e cores, para obtermos efetivamente bons resultados.

Os chakras são pontos energéticos que se localizam na primeira camada fora do corpo físico, no corpo etérico (agora já aceito pela comunidade acadêmica como integrante do corpo físico e energético humano). Cada um dos sete chakras, que logo nomearemos, se conecta através de seus vórtices de energia e força. Do lado de fora do corpo físico, cumprem a função de vibrar junto à Aura e, do lado de dentro, em comunicação direta com os pontos e linhas energéticas dos meridianos, sedam ou estimulam os órgãos internos, equilibrando e ativando o bom funcionamento dos sistemas no corpo físico.

Cada chakra possui uma determinada frequência vibracional que se projeta para dentro e para fora do corpo físico em forma de ondas e partículas. A abertura dos pontos dos chakras e seu correto equilíbrio dependem muito dos campos de energia que são manifestados fora do corpo físico e também dentro dele: dentro, nos órgãos e sistemas, somados às mudanças vibracionais derivadas dos aspectos psicológicos; fora, pelas frequências vibracionais do entorno, densas ou sutis, que irão influenciar na percepção da energia que está fluindo.

Então, um chakra, por influência de tudo que foi mencionado, a cada instante, e muitas vezes por períodos maiores, irá manifestar necessidades diferentes de projeção de luz e cor, ativando, sedando, tonificando, limpando camadas densas que podem se acumular energeticamente na abertura desse chakra, além de muitos outros fatores que ainda interferem no movimento energético e vibracional e que não cabe a este resumo mencionar.

Então, pergunto: tendo agora o conhecimento de como funciona um chakra, mesmo que de forma resumida, você ainda acha que trabalhar cromoterapicamente os pontos do chakra seria apenas projetar nele a cor de sua frequência vibracional intrínseca? Seria muita infantilidade assim proceder? Existem outras formas de projetar luz e cores nos chakras fora dos padrões tradicionalmente ensinados nos livros?

Lamento informar, mas mais de 80% dos terapeutas no Ocidente assim trabalham para equilibrar e ativar os pontos de abertura dos chakras. Muitos, após grandes dificuldades, decoram os pontos dos chakras, seus nomes e cores, e afirmam que trabalham com Cromoterapia nos pontos dos chakras, projetando luz e cores sobre eles, mentalmente ou com bastões fotocromáticos, conforme uma tabelinha clássica, que existe para orientar as aplicações cromoterápicas.

Cabe ainda mencionar que cada chakra, além de possuir uma localização e uma cor específicas, tem também um nome em sânscrito, um mantra e um yantra. O nome de cada chakra, na verdade, soa também como um dos dois mantras, sendo o segundo o seu mantra sonoro. Já os yantras constituem uma parte simbólica, que se apresenta com um número determinado de pétalas. Essas pétalas, ao se movimentarem, criam uma frequência vibracional específica que se manifesta em uma frequência vibracional de cor de cada chakra. Essas aberturas energéticas irão captar no ambiente externo, através das vibrações de luz e cor da Aura e do ambiente no entorno, essas conexões energéticas, trazendo-as para dentro do corpo físico, pela abertura das pétalas, que estarão vibrando em uma determinada frequência. Essas vibrações, captadas e transportadas para dentro do corpo, irão atuar diretamente nos meridianos, que, através de seus canais e tubos energéticos, levarão as vibrações terapêuticas para dentro das células, atuando em todos os órgãos e sistemas.

Para quem quiser começar a estudar os chakras, almejando um primeiro contato com o conhecimento de sua localização, cores, energia vibracional, mantras, yantras e técnicas para trabalhá-los, recomendo livros sobre o tema, que existem em abundância, e até mesmo pesquisar na internet, em fontes confiáveis de informação. Recomendo buscar esse conhecimento milenar na fonte, junto à cultura dos Vedas, através da Ayurveda, para depois se entregar verdadeiramente ao trabalho de Cromoterapia junto aos chakras.

A partir dessa resumida e simplificada descrição, posso tranquilamente afirmar que trabalhar cromoterapicamente no equilíbrio dos chakras, na sua abertura ou fechamento, limpeza e harmonização, não é tão simples quanto nos ensinam os cursos de Cromoterapia. A única afirmação que posso fazer é que a ação fluídica sobre os chakras, através das luzes e cores, quando trabalhadas de forma correta e bem aplicadas, vai pelos canais dos meridianos, ativando e sedando pontos específicos, produzindo resultados instantâneos e com uma resposta homeostática incrível.

Transcrevo a seguir as principais características dos sete chakras básicos no corpo humano, já aceitas pela comunidade científica, lembrando que existem ainda outros pequenos chakras espalhados pelo corpo que, em conexão direta com os sete principais, atuam no equilíbrio e na ativação da Energia Vital, através de sua ação de fora para dentro e vice-versa. São, então, energias fluídicas fluindo constantemente desde o momento do nascimento até o momento em que o coração para de bater e a alma desliga-se do corpo que está habitando.

Chakra básico: Muladhara – vibra na cor vermelha – mantra Lam

Chakra umbilical: Swadhisthana – vibra na cor laranja – mantra Vam

Chakra plexo solar: Manipura – vibra na cor amarela – mantra Ram

Chakra cardíaco: Anahata – vibra nas cores verde e rosa – mantra Yam

Chakra laríngeo: Vishuddha – vibra na cor azul – mantra Ham

Chakra frontal: Ajna – vibra na cor índigo ou anil – mantra Om

Chakra coronário: Sahasara – vibra na cor violeta-lilás – mantra Aum ou o silêncio

Quem já domina o conhecimento de anatomia, fisiologia e tem noções básicas das patologias do corpo físico, e também quem já realizou estudos e práticas intensas na aplicação de cores, poderá começar a trabalhar com Cromoterapia Terapêutica. De forma resumida, passarei algumas informações básicas, para que o leitor entenda como realmente funciona uma sessão de Cromoterapia.

Além de uma minuciosa anamnese, o terapeuta poderá ainda fazer uso da Radiestesia, ou seja, com um pêndulo, poderá fazer uma sondagem de cada chakra e anotar os resultados em uma tabela, para que, antes de iniciar a aplicação de luz e cor, possa estabelecer um paralelo comparativo entre a tabela radiestésica e a anamnese. Somente assim poderá diagnosticar e detectar quais luzes e cores serão necessárias, por quanto tempo e qual será o local de aplicação.

Por exemplo, ao usar o vermelho, que é um vitalizador em potencial e estimulante circulatório, haverá elevação da pressão arterial, energização do fígado e um aumento na produção de glóbulos vermelhos e ferro no sangue, o que torna essa cor indicada para anemia e leucemia. Não é recomendado usar o vermelho quando existe a presença de febre ou problemas cardíacos, como taquicardia e pressão alta.

O laranja é um desobstruidor em potencial, usado para auxiliar nos tratamentos de pedras nos rins e na vesícula. Também é recomendado para cistos, nódulos e formações tumorais benignas. É útil na desobstrução dos vasos sanguíneos e para normalizar taxas elevadas de colesterol e triglicérides. Vem sendo adotado nas terapias com crianças autistas para ativar suas ações responsivas, reduzindo a apatia e o pseudodesligamento social. Pode ser utilizado como substituto do vermelho, quando este não puder ser empregado.

O amarelo é um estimulante do pâncreas e do sistema nervoso sensorial e motor, sendo muito indicado para diabetes, atrofias nervosas e contraturas musculares. Favorece a digestão, pois produz suave efeito laxante, combatendo vermes da flora intestinal. Tem ação pontual e específica sobre a pele, rejuvenescendo e favorecendo a manutenção da elasticidade e a cicatrização. Por isso é indicado também para manchas, cravos e espinhas. As principais contraindicações são quando existe infecção, inflamação, gastrite e úlceras na pele.

O verde possui efeito equilibrador em todo o organismo, por isso pode ser associado a qualquer outra cor para aumentar os benefícios da Cromoterapia. Assim, além do efeito terapêutico das demais cores nos órgãos afetados por alguma disfunção ou doença, a aplicação do verde de forma pontual ou em varredura favorece e acelera a recuperação. É muito indicado para quaisquer problemas circulatórios e cardíacos, pois regulariza a pressão arterial. Por essa razão, recomenda-se frequentemente que pessoas com problemas cardíacos mantenham contato direto com a natureza, devido ao verde das plantas e matas. A mistura do verde com o amarelo forma o verde-limão, que atua pontualmente e com bons resultados na formação e no estímulo dos osteoblastos e na reconstituição e regeneração dos ossos, melhorando ou prevenindo a osteoporose. É muito indicado para pessoas que sofrem de dores crônicas, como na fibromialgia, que se envolvam em mantas de tecido leve, na cor verde-limão. Se o tecido tiver essa cor na forma fosforescente, melhor ainda.

O azul é a cor de maior propriedade terapêutica; produz efeito calmante, antisséptico, bactericida, adstringente e analgésico nos órgãos e sistemas do corpo. É indicado também nos casos de taquicardia e pressão alta, e favorece a coagulação sanguínea; por isso, é usado em casos de hemorragia e menstruação abundante. É recomendado para todas as doenças infecciosas e inflamatórias, tanto internas quanto externas, principalmente quando acompanhadas de febre. A aplicação do azul suaviza e reduz a febre e qualquer tipo de dor ou latejamento no corpo. É uma cor muito adotada em clínicas e hospitais, pois tem grande abrangência terapêutica. Não podemos deixar de mencionar o uso da cor azul na Psicologia e na Psiquiatria, como equilibrante das neuroconexões sensitivas e emocionais.

A cor índigo ou anil atua sobre os líquidos do corpo, favorecendo um bom fluxo da linfa por meio de uma drenagem linfática, sendo, portanto, indicada nos processos inflamatórios, pois atua pontualmente nos gânglios linfáticos, limpando e desobstruindo. Por isso, a cor índigo é tida como um excelente coadjuvante no aumento da imunidade. Também tem uma ação forte e pontual sobre os órgãos das áreas visual e auditiva; é recomendada em quaisquer problemas dos olhos e dos ouvidos. Nos últimos anos, a partir das recentes descobertas da importância da glândula pineal nas conexões neurossensitivas sutis, a cor índigo ou anil tem sido usada para ativar as até então embotadas funções do terceiro olho.

A cor violeta ou lilás tem uma ação importante e pontual sobre o sistema imunológico. Seu uso é indicado para todos os tipos de infecções, inclusive as virais e tumorais, como câncer, AIDS e outras patologias que desencadeiam processos rápidos e perniciosos no corpo físico. A cor violeta promove o fortalecimento do Sistema Nervoso Central, sendo indicada imediatamente após um derrame cerebral, auxiliando na cauterização e regeneração com absorção dos líquidos extravasados. Também pode ser usada para amenizar as complicações neurológicas decorrentes do Mal de Parkinson, do Alzheimer e de outros distúrbios mentais. Nos últimos tempos, a cor violeta vem sendo usada para potencializar a meditação e a concentração, tirando os véus que há milênios cobrem nossa visão extrafísica e a conexão com esferas mais sutis, através da vidência, da telepatia e da intuição, capacidades que agora vêm recebendo uma atenção especial do mundo acadêmico e maior valorização.

Aqui, encerro este capítulo sobre as cores e os chakras, que pensei que seria o menor do livro, pois achava que teria pouco a comentar. Na verdade, respirei fundo e tomei coragem de falar algo que há muitos anos vinha me incomodando: a maneira como nos ensinam incorretamente a usar os chakras. Como dizem algumas pessoas nas redes sociais: *Pronto, falei!*

Capítulo 11
Cromocristalterapia, Cromoaromaterapia, Cromogeoterapia

Cromocristalterapia

O mundo dos cristais é fascinante. Profissionais da área da saúde e terapeutas têm se voltado ao estudo e uso dos cristais, juntamente com outras terapias bioenergéticas, abrindo um novo portal para as Terapias Integrativas.

Se aliarmos as pedras e os cristais à Cromoterapia, para potencializar essas mentalizações e visualizações de luz e cor, plenas de vibrações amorosas, o poder mental de realização será imenso, pois, a partir da sintonia vibratória dos pensamentos e dos impulsos do coração, em conexão com as frequências altas das pedras, um mundo de possibilidades se abre, inclusive portais de acesso a várias dimensões. Seria como viajar para o mundo das cores e luzes impulsionados pelo poder e pelas frequências vibracionais dos cristais.

Já se tem notícias de que, na antiguidade, o uso do poder dos cristais, luzes e cores era algo que fazia parte do cotidiano dos Atlantes. Com o teletransporte, a telepatia, o desenvolvimento de alguns estados alterados de consciência e a captação de informações diretamente do Cosmos, esse povo atingiu um ápice de desenvolvimento cognitivo, sendo possível encontrar resquícios de sua sabedoria em alguns povos do Egito e da China e entre os Maias e Incas.

Lembrando que as frequências dos cristais só possuem vibrações altas e nelas se mantêm; nunca baixam sua energia vibracional. Essa é uma característica intrínseca a todos os cristais e pedras. Quem baixa e oscila suas vibrações, alimentando pensamentos e sentimentos de raiva, medo, inveja e ódio, é a mente humana. Os cristais mantêm sua frequência em ondas eletromagnéticas altas. Imaginem, agora, adotar esses seres amorosos, poderosos e sábios para potencializar as aplicações em uma sessão de Cromoterapia! É muito poder sutil focado e conjugado, com frequências vibracionais fortes e atuantes, fazendo parte deste planeta que ora habitamos.

Dentro da Cromoterapia conjugada aos cristais, podemos citar alguns cristais mais conhecidos, sua frequência vibracional através de sua densidade ou da compactação das moléculas que o compõem e as vibrações da cor que cada uma delas apresenta. Como cor é frequência vibracional, podemos estudar o poder dos cristais por meio de seu elemento cor e da luz que deles reflete.

Onde os cristais nos ajudam nessa tarefa de potencializar suas frequências, direcionando, ampliando e canalizando energias vibracionais de luz e cor, proporcionando harmonia e equilíbrio? Em qualquer lugar. Daí a importância de nos cercarmos de pedras e cristais em nosso cotidiano, escolhendo-os e muitas vezes sendo escolhidos por eles.

Para trabalhar com a Cromoterapia aliada às frequências vibracionais dos cristais, podemos iniciar estimulando o lado mais lógico e racional da pessoa, trabalhando com as cores voltadas para o mental, como azul, índigo e violeta, conjugadas com pedras como Lápis-Lazuli, Apatita, Labradorita, Sodalita, Turmalina Negra e Olho de Tigre. Seguimos pelo lado mais sutil, fluídico, que devemos conectar através da Cristalcromoterapia, ativando por meio de luz, cor e cristais os estados de quietude, meditação, relaxamento e paz, entrando no ritmo da leveza e das conexões sensitivas com a arte e a criatividade. Os neurotransmissores que são ativados e secretados nesse ritmo são a acetilcolina, a serotonina e a dopamina.

O resultado da aplicação dessas ferramentas das Terapias Integrativas, quando ativadas corretamente, é um estado vibracional sutil, desligado do racional lógico, mas sem perder a consciência, como num estado de meditação, que produzirá o máximo rendimento do potencial sensitivo de nosso cérebro, aumentando a sensibilidade dos sentidos, associados a estados de tranquilidade, bem-estar, descanso, criatividade, inspiração e intuição.

As cores que podem ser adotadas para essas terapias criativas e sutis vão desde os tons claros do azul, ao verde, rosa, entrando algumas vezes nos tons suaves do amarelo. As pedras com as quais se sugere trabalhar são as Esmeraldas, o Citrino, as Ametistas, o Quartzo Verde e o Rosa, o Topázio Azul, a Água-Marinha, os cristais translúcidos, a Calcita Ótica (auxilia na clarividência), assim como os cristais diáfanos, Corais Brancos, Pérolas naturais, Opalas, Pedras da Lua e Drusas.

Quando queremos trabalhar, prevenir ou mesmo transmutar algum tipo de doença que está se manifestando no corpo físico ou psicoemocional, como a tristeza e a depressão, podemos conjugar a projeção de cores como o vermelho, o laranja e o amarelo, muitas vezes encerrando com as frequências transmutadoras do lilás ou violeta, tendo como pedra potencializadora e correspondente a Ametista.

Sempre que possível, é recomendado ter em cabines de Psicoterapia cristais como Âmbar, Cianita, Jade, Crisacola, Turmalina Azul e Turquesa, Quartzo Verde e Ágata Rendada, sendo aplicados pontualmente em locais cuja necessidade de tratamento já foi diagnosticada. Essas pedras, conjugadas a outras terapias integrativas, resultam num trabalho cromocristalfluidoterápico, com bons resultados no âmbito das doenças psicossomáticas.

Se o leitor quiser aprofundar esses conhecimentos, meu livro *Cristalfuidoterapia, a vida por detrás dos cristais* tem um capítulo específico sobre como trabalhar com luzes, cores e cristais em cabines de tratamento e no cotidiano.

Cromoaromaterapia

A Aromaterapia possui uma das frequências vibracionais mais sutis e ao mesmo tempo mais intensas, pois os aromas penetram rapidamente e atuam de maneira imediata em nossa percepção vibracional-aromática, através do sistema límbico, desencadeando respostas conectivas psicoemocionais de memória aromática, ou através da frequência do aroma, atuando diretamente para mudar, transformar, atenuar ou ativar uma resposta no corpo físico mental e espiritual.

Num atendimento terapêutico, fazendo uso da Cromoterapia em sinergia com óleos essenciais, deve-se ter cuidado ao selecionar o aroma e as cores que irão potencializar a mesma atuação através da frequência vibracional correspondente. A

Psicocromoaromaterapia é usualmente indicada para acalmar, energizar mentalmente, rejuvenescer, hepatoproteger, estimular a alegria, o contentamento e o entusiasmo, combater a ansiedade, os medos, a depressão e a insônia e aumentar as endorfinas e serotoninas.

Vamos começar pelo óleo essencial do Alecrim. Seu aroma irá desencadear um aumento das secreções de endorfina e serotonina e, consequentemente, estimular a alegria, o entusiasmo e o contentamento. Essas frequências positivas podem ser potencializadas na mesma terapia com a inclusão de cores, por meio da projeção do laranja, do amarelo e, às vezes, de um pouco de vermelho.

Quando se usa o aroma do Gerânio, tem-se como objetivo uma ação calmante e tranquilizante sem levar ao sono, apenas um relaxamento psicoemocional. Ele atua como um hepatoprotetor, desencadeando uma ação protetora e calmante da secreção dos sucos hepáticos, o que traz, consequentemente, uma sensação de paz e plenitude e desperta a alegria de viver, pois muitas das ansiedades e tristezas que sentimos vêm de alguma disfunção do fígado. Pode-se potencializar essa ação pela Cromoterapia, usando as cores projetadas do verde, rosa e azul.

Para estados de ansiedade, compulsão, insônia e irritabilidade, o aroma Lavanda, sendo usado no ambiente, no quarto antes de dormir, junto ao corpo ou em gotinhas na água do banho, tem o poder de, através do sistema límbico, atuar junto aos sentimentos e emoções reprimidas, que levam a uma insatisfação inexplicável. O aroma vai aos poucos derrubando barreiras depressivas, que impedem a alegria de chegar ao coração. Organicamente e na continuidade de seu uso, a pessoa vai mudando sua forma de ser, agir e reagir frente à vida, tornando-se cada dia mais feliz, calma e equilibrada. Pode-se potencializar e acelerar esses resultados com aplicação de luzes e cores fotocromáticas nos tons de azul, anil e índigo, através da projeção com uma lâmpada colorida, da pintura de uma parede no ambiente em que a pessoa permanece mais tempo, ou até mesmo pelo desenvolvimento da visualização mental da cor, envolvendo o ambiente e a pessoa.

Para o estímulo e o desenvolvimento de posturas mais espirituais, transcendentais, o uso pontual do óleo de Jasmim e da Flor de Lótus, em momentos de indução a meditação, na prática de Yoga, num culto ou encontro de orações, conduz a um relaxamento ativo, estimulando a pineal e as conexões mais transcendentais, com possibilidade de estímulo das funções telepáticas, da clarividência e da intuição, que podem ser potencializadas se utilizarmos projeção de luz e cores num tom violeta e lilás, ou se forem adotadas as cores rosa e azul em objetos e/ou nas paredes do ambiente, pois, mescladas, elas fazem o lilás.

Cromogeoterapia

A Cromoterapia e a Geoterapia são as terapias que mais possuem pontos e técnicas em comum. A Geoterapia está ligada às coisas do planeta Terra, que tem vida e luz pela ação de seu sol, e é através dessa mesma luz que as terapias cromoterápicas são possíveis. Então, num ciclo de ações e reações, cromo e geo se desenvolvem numa harmonia intrincada de terapias afins e biocompatíveis.

Quando se fala em Geoterapia, a maioria das pessoas se reporta imediatamente às *argilas;* apesar de serem realmente importantes em um tratamento, temos que saber que existem outras terapias geoterápicas. As argilas são as primeiras a serem lembradas, pelas suas inúmeras técnicas e aplicações, pelo poder das vibrações das frequências de suas cores e pela ação físico-bioquímica que exercem sobre o corpo e a psique humana, pois desencadeiam efeitos terapêuticos curativos fortes e pontuais. Sua ação desmagnetizadora propicia um relaxamento com efeitos psicológicos benéficos e uma sensação de alívio de tensões, como um passe de fluidos limpadores e desmagnetizantes.

Cada argila tem uma indicação cromoterápica e uma forma vibracional própria, ao atuar sobre o corpo em que está sendo aplicada. As argilas podem ser preparadas com água pura mineral ou de fonte, ou com chás terapêuticos, relacionados ao processo terapêutico que se quer trabalhar.

Para preparar argilas amarelas, é indicado o uso de chá de Camomila, Calêndula e Marcela para erupções na pele e alergias, pois já se sabe que as argilas amarelas, por sua ação cromovibracional, agem sobre afecções da pele, rejuvenescendo, tratando edemas, feridas e pontos inflamados.

As argilas vermelhas são muito utilizadas para cuidar de peles desvitalizadas, envelhecidas e flácidas. Quando aplicadas em forma de compressas, têm ação interna sobre os órgãos cujo funcionamento apresenta lentidão por algum processo inflamatório, tendo uma ação ativadora da circulação interna pontual, reduzindo o edema.

As argilas verdes são muito utilizadas em tratamentos de dores musculares e contraturas, e também podem ser usadas como máscara após uma limpeza de pele. A argila verde tem ação calmante, anti-inflamatória e antiedematosa, sendo indicada para quem sofre com acne e pústulas, pois atua como vasoconstritora dos poros dilatados.

As argilas brancas são as mais utilizadas, devido ao fato de a cor branca, como visto anteriormente, refletir todas as cores, o que faz com que esse tipo de argila preserve todas as frequências vibracionais das cores e tenha um amplo campo de indicações. Na pele, atua como anti-inflamatória e rejuvenescedora, fechando os poros dilatados. É muito usada em aplicações pontuais em camadas grossas sobre a parte do corpo em que, internamente, há um órgão com problemas de funcionamento, inflamado ou até com tumores.

Existem muitos outros tipos e cores de argilas, mas não caberia abordá-los aqui, pois esse tema será amplamente desenvolvido no livro sobre Geofluidoterapias.

No entanto, não poderia deixar de comentar, pois penso que faz parte do universo geocromoterápico, o uso indiscriminado e exagerado de bloqueadores solares. Essa verdadeira síndrome de fuga ao sol e sua benéfica radiação cromoterápica tem ocasionado um distúrbio denominado *fotofilia*, ou *doença da ausência de luz*. Esse tema vem sendo o protagonista de amplas discussões internacionais, tendo a modelo Giselle Bündchen corajosamente levantado essa bandeira, denunciando o poder e o domínio de empresas e laboratórios internacionais que transmitem informações falsas e fazem propagandas contra a radiação solar baseadas em pesquisas pagas sobre a ação dos radicais livres.

A radiação solar e os radicais livres sempre existiram, e a humanidade tem vivido de forma saudável em contato direto com o sol. As doenças de pele, os tumores e outras acusações feitas em propagandas caríssimas em todas as partes do mundo ocidental levaram a uma paranoia de cuidados na exposição solar e ao uso de filtros solares caríssimos, da manhã à noite, com reposições extras durante o dia, fazendo com que a venda desses produtos aumentasse consideravelmente. No Oriente, onde o sol é escaldante, não existe o uso desses protetores, e é lá que está o *menor índice* de câncer de pele e outras afecções ligadas às acusações injustas ao nosso Astro Rei.

Eu mesma já entrei nessa paranoia, mas há anos, conscientizada a respeito dessa grande máquina formadora de opinião com motivos escusos, tomo sol, com a pele limpa, sem nenhum protetor. Pouco antes das 12 horas, meio-dia, faço meus exercícios de luz e sombra para os olhos, com exposição aos raios deste nosso sol, que sempre esteve presente, nos iluminando com suas luzes e cores e proporcionando saúde e vitalidade para todos os seres vivos. Depois da paranoia dos filtros solares, acredito num retorno à realidade dos efeitos benéficos desses raios, com a consciência de que a *falta da luz solar* atuando diretamente sobre a pele provoca queda na produção de um dos hormônios de ação regenerativa e antioxidante mais poderosos de nosso corpo, a *melatonina*.

Ao dormirmos, secretamos melatonina, que tem muitas ações, como regenerar as células do nosso organismo afetadas pelo desgaste do dia, elevando nossa Energia Vital. Para produzir melatonina durante o sono, temos de estar em completa escuridão, mas antes precisamos ter tido contato visual com a luz solar durante o dia. Se não tomamos sol, não adianta ficarmos no escuro à noite, pois não iremos fabricar melatonina. Sem melatonina, surgem distúrbios hormonais, a pressão sobe, aumentam os riscos de doenças cardíacas, depressão, distúrbio bipolar, mutações celulares que levam ao câncer e outros distúrbios.

A situação vem se tornando tão grave que, depois de anos privados do espectro cromoterápico da luz solar, devido ao uso excessivo de protetores solares e à redução do tempo de exposição ao sol, os humanos estão desenvolvendo atrofia (calcificação) da glândula pineal, o que impacta de forma violenta em sua saúde e comportamento, pois, uma vez atrofiada, a pineal cessa de produzir melatonina e pinolina.

Um estudo realizado em 1974 demonstrou que mais de 60% dos americanos tinham glândulas pineais calcificadas quando chegavam aos 50 anos de idade. Hoje, com o medo do sol, esse percentual com certeza é mais alto. No Japão, 9,9% das pessoas têm a glândula pineal calcificada; na Nigéria, 5,04% da população. Nesses dois países, não se costuma usar filtro solar. Creio não ser necessário comentar sobre tais índices.

Dito isso, apresento-lhes esta nova personagem, ainda pouco conhecida até no mundo acadêmico: a *pinolina*, um poderoso antioxidante formado na glândula pineal durante o metabolismo da melatonina. Com os últimos avanços e pesquisas sobre o DNA, sua ação vem sendo relacionada à sensibilidade e à percepção extrassensorial e a estados alterados de captação do sutil nas esferas além do corpo físico. A pinolina potencializa e estimula as pessoas a entrarem naturalmente em meditação, oração, visualizações e mentalizações durante aplicação de Reiki e outras práticas de imposição de mãos, intuição, telepatia e clarividência. Hoje, cientistas e pesquisadores do mundo todo, em suas buscas de comunicação com Deus, encontram a resposta nesta enzima, que é secretada a partir da melatonina, que, por sua vez, é desencadeada pela exposição ao sol durante o dia e pela escuridão durante a noite.

É lindo e emocionante constatar que recentes pesquisas do mundo da Biologia, usando conceitos da Física Quântica, estão abrindo canais de conhecimento e luz para uma conexão fluídica e direta com Deus. E é ainda mais lindo que essa ligação advenha das radiações de luz e cor de nosso sol!

Capítulo 12
Musicoterapia e cores

Diga-me que tipo de música preferes e poderei ter uma visão de tua personalidade, de tuas buscas neste teu momento psicológico. É a lei da atração; nosso momento psicológico nos direciona para um tipo de música, para sons e cores, e também para o silêncio. Assim como todo som tem uma cor, também todo som tem uma forma. A forma e o som estão intrinsecamente ligados. Não existe forma sem som, muito menos som sem forma.

Experimentos significativos foram desenvolvidos para demonstrar essa afirmativa. Um deles consistiu em colocar numa lâmina fina determinada quantidade de areia ou sal, espalhada uniformemente, e, embaixo dessa lâmina, uma caixa de som, através da qual as mais variadas músicas são tocadas. Suas vibrações pelas ondas sonoras mecânicas vão movimentando as partículas de areia, desenhando lindas imagens de mandalas, que vão mudando de acordo com as vibrações dos sons. As partículas poderiam apenas vibrar e trepidar no mesmo local com as vibrações sonoras, mas o que encanta a todos nessa experiência/ descoberta são os desenhos de fractais que vão se delineando ao som dos acordes da música.

Como ocorreu essa seleção natural? Como se explica, dentro da vida e da Física Quântica, esse fenômeno? Será que essa mesma seleção vibracional acontece com os seres vivos?

Vamos explicar primeiramente dentro da lei da física, uma vez que cada cor nada mais é do que o comprimento de uma onda de luz, que vibra emitindo um som, que, por sua vez, tem um comprimento de onda que corresponde a uma cor, e vice-versa. Por sua vibração ressonante, a onda de luz vai vibrando em sua respectiva energia e atraindo as partículas que possuem a mesma frequência vibracional pela cor que refletem e pelo som que emitem.

Então, a atração por ressonância é algo de que Jung, na Psicologia Transpessoal, já falava, mencionando as frequências vibracionais que, por ressonância, atraíam o que ele muito bem descrevia como Lei da Casualidade. De forma resumida, essa lei diz que casualidade é ser a pessoa certa e estar no lugar certo no momento certo. Então, as casualidades por ressonância vibracional de todos os elementos vibracionais idênticos se atraem, confirmando mais uma vez que *semelhante atrai semelhante*. Como cada cor tem uma amplitude de onda e frequência emitindo som, enquanto vibramos em uma determinada cor, nos mantemos, pela Lei da Atração, conectados a outros seres da mesma frequência vibracional. Jung sugeria que, ao longo da vida, mudássemos de padrão vibratório, experimentando outros campos e ondas vibracionais, trabalhando com seus aspectos de luz e sombra e buscando, nessa etapa evolutiva, novas luzes e cores que possam nos abrir para a arte e a criatividade.

Então, dentro desta Lei da Atração, volto a afirmar: diga-me que tipo de música ou cor preferes e te direi em que momento psicológico e espiritual te encontras, pois sons e cores vão se manifestando numa escala musical, que termina por compor partituras de uma existência.

Pitágoras (582 a.C.-497 a.C.) já descrevia e ensinava a seus discípulos as ligações das luzes e das cores. Já naquela época, apresentava alguns tipos de sons mais graves ou agudos e suas correspondências com as cores. Mais tarde, em várias partes do planeta, foram desenvolvidas teorias de que as notas musicais possuem vibração correspondente aos comprimentos de ondas das cores do espectro solar. É importante ressaltar que foram *insights* isolados, em muitos pontos do mundo, sem uma comunicação anterior. Será?

Lá vamos nós, mais uma vez, buscar na cultura dos Vedas esse conhecimento, que está todo catalogado: sons, cores e suas correspondências. E mais: Pitágoras, assim como muitos dos filósofos gregos, teve sua iniciação nas universidades Védicas de sua época. Einstein, Jung, Goethe, enfim, todo o conhecimento universal do Ocidente e do Oriente teve sua origem e passagem na cultura Védica, e há quem afirme (e muitos documentos o comprovam) que essa cultura e sabedoria datam de mais de 10 mil anos, e não 5 mil anos, como vem sendo afirmado em muitas escolas Védicas na Índia.

Apenas a título de curiosidade, vamos compartilhar as correspondências entre sons e cores, dentro de uma escala musical. Primeiramente, como são captadas essas correspondências pelos sensitivos, sendo que vários foram questionados separadamente, e em 98% das vezes as correspondências foram as mesmas.

A classificação dos sons e das cores, conforme percebida pela sensibilidade dos sensitivos, se apresenta da seguinte forma:

Dó = azul; Ré = verde; Mi = amarelo; Fá = laranja; Sol = vermelho; Lá = violeta; Si = índigo.

Apresentaremos agora as medidas corretas dos sons em Hertz (Hz) e das cores em nanômetros (nm), e suas frequências vibracionais, medidas com aparelhos e frequencímetros especiais, captando luz, cor e sons da escala musical:

Dó vibra numa escala de 528 Hz; a cor verde, num comprimento de onda de 520 nm.

Ré vibra numa escala de 594 Hz; a cor amarela, num comprimento de onda de 580 nm.

Mi vibra numa escala de 660 Hz; a cor laranja, num comprimento de onda de 600 nm.

Fá vibra numa escala de 704 Hz; a cor vermelha, num comprimento de onda de 700 nm.

Sol vibra numa escala de 396 Hz; a cor violeta, num comprimento de onda de 380 nm.

Lá vibra numa escala de 440 Hz; a cor índigo, num comprimento de onda de 438 nm.

Si vibra numa escala de 495 Hz; a cor azul, num comprimento de onda de 480 nm.

Devemos ter consciência de que, mesmo que tenhamos um conhecimento do Hertz da nota musical, ainda assim não é suficiente para o correto cálculo do comprimento de onda em nanômetros para as cores, pois os valores apresentados na tabela acima não são exatos e conclusivos. Existe um aparelho que calcula a vibração da cor em nanômetro, que é o Espectrofotômetro. Existem estudos e buscas de uma medida do espectro eletromagnético das frequências das cores que encontre correspondência com as oitavas vibracionais do som.

Tudo no Universo é constituído por som e luz, por ondas de frequências sonoras e eletromagnéticas. Talvez nossa capacidade perceptiva não nos leve a captar o som que tudo construiu, mas com certeza ele está aqui agora, vibrando infinitamente, dentro e fora de nós, nos proporcionando a experimentação de tudo que se manifesta, como já afirmavam os Vedas. É o *OM* cósmico desde o início dos tempos, ressoando e mantendo a sustentação do Universo. No princípio se fez o Som, e este som com certeza é o *OM* ecoando em nossas mentes e corações, equilibrando, nutrindo e ativando nossa Energia Vital.

Existem estudos realizados em Puna, no Havaí, que demonstram que as características genéticas de nosso DNA podem ser mudadas pelo *som* e pelos *campos eletromagnéticos* gerados pelos golfinhos. As frequências vibracionais emitidas por esses animais geram ondas vibracionais sonoras altamente terapêuticas, de acordo com um grupo de pesquisadores de cetáceos, golfinhos e baleias do Instituto Sirius, na Grande Ilha do Havaí. Outro estudo realizado nesse mesmo Instituto demonstrou que esses mamíferos marinhos recebem e transmitem sinais sonoros que são capazes de afetar a dupla espiral genética do DNA, e que, usando biotecnologia natural, os golfinhos podem curar *sonogeneticamente* as pessoas apenas ficando próximos delas dentro d'água.

São mais de quinze anos de estudos multidisciplinares na Fundação Golfinho-Humana demonstrando que a manifestação de características genéticas do DNA, tradicionalmente considerado o plano genético da vida, pode ser mudada pelo *som* e pelos *campos eletromagnéticos* gerados pelos golfinhos. Essas pesquisas demonstraram que o DNA é ativado por ondas e partículas de som e luz energizadas através dos sons emitidos pelos golfinhos. São exposições salutares e benéficas de luz, cor e sons terapêuticos. Fico muitas vezes a me questionar:

Sabedores dessa grande influência no DNA através dos sons, luzes e refração de cores, o que podem causar as frequências vibracionais baixas e densas de uma discoteca com sons altos, numa frequência baixa, em ondas longas e repetitivas? Com luzes e cores piscantes, estonteantes e trepidantes, levando a náuseas e tontura? Estimulando o aumento de adrenalina e cortisol, elevando os batimentos cardíacos, levando a uma falsa euforia?

Com a seguinte citação de Nicola Tesla sobre luzes, cores e sons do Universo, podemos encerar este capítulo:

Se você deseja entender o Universo, pense em energia, frequência e vibração.

CAPÍTULO 13
Cromoterapia na organização de ambientes

Os orientais afirmam que, para a escolha das cores que serão usadas num ambiente, precisa-se de um estudo de seus *acordes cromáticos*, de forma que a vibração das cores proporcione um espaço agradável e equilibrado com seus tons, nuances e frequências, que irão influenciar as pessoas e suas respectivas personalidades. Conviver com determinadas cores diariamente num ambiente depende da vibração das mesmas, pois elas irão interferir e atuar diretamente na saúde física, mental e emocional dos seres humanos. Por isso a importância dada por aqueles que se dedicam ao estudo das cores em todos os setores da vida, seja na Cromoterapia, para a cura de doenças, seja na Cromosofia, para os ambientes de trabalho, de culto, hospitais, escolas, casas e até mesmo nas roupas que usamos.

Por exemplo: a tonalidade branca em paredes de fábricas causa cansaço visual nos operários, podendo provocar acidentes, pois o cristalino dos olhos necessita de um estímulo das vibrações das cores para reagir e responder com um olhar visualmente tranquilo e, ao mesmo tempo, ativo. Paredes em tons bege ou cinza tornam o ambiente depressivo, pois, como são cores neutras, não oferecem estímulos visuais para manter a frequência vibracional reativa em relação a uma cor. Para os quartos de dormir de crianças são indicadas as cores azul ou verde-clara, pois desenvolvem a calma e a tranquilidade, proporcionando um bom sono. Já nas salas de recreação, as cores em tons de laranja e verde são ótimas para ativar o mental, a alegria e a leveza, enquanto os tons de amarelo e degradês de azul favorecem atividades recreativas, ao mesmo tempo em que atenuam a hiperatividade. Por isso a importância dos estudos sobre a influência psicoterápica das cores na mente humana.

No momento de escolher as cores para algum fim específico, devem ser levadas em consideração as suas frequências vibracionais e como elas irão interferir no ambiente, que tipo de sensação vibracional poderão passar. Também há que se considerar que a escolha de uma cor para um ambiente pode em parte ser subjetiva, pois existe uma área do cérebro que controla o comportamento físico, outra que estimula nossas emoções, outra responsável pela fala, e outra ainda que ajuda nos processos mentais, todas atuando juntas e interferindo em nossas percepções e preferências no espectro de cores.

Tudo que vemos logo é enviado, através do nervo óptico, a determinadas áreas do cérebro, que enviam sinais ao nosso corpo para que ele reaja àquilo que os olhos viram. Portanto, as cores de tudo que vemos em nosso cotidiano influenciam nossos temperamentos, movimentos físicos, pensamentos, sentimentos, linguagem, enfim, tudo na vida sofre influência das luzes e cores.

Devemos, ao escolher as cores que serão adotadas em nosso ambiente familiar, escolar, profissional ou mesmo em locais de lazer, clubes e associações, levar em consideração que elas afetam nossa disposição e nossos sentimentos, que poderão ser altamente positivos e estimulantes ou negativos e depressores. Algumas cores e os tons que manifestam têm apelo universal, ou seja, são usadas e indicadas pelas frequências vibracionais que emitem; por exemplo, as cores primárias claras e brilhantes podem nos levar a uma maior alegria e contentamento; as mesmas cores em tons fortes e opacos podem, em poucas horas de contato, levar a irritação e ansiedade. Já as cores secundárias, mescladas com paredes de cor neutra, são as preferidas dos arquitetos e decoradores de interiores. Algumas delas ficam bem em ambientes diferenciados e, na verdade, podem ser aplicadas em ambientes de trabalho e residenciais, lembrando sempre que existe um sistema próprio e único de *preferência e empatia* por determinada cor, em sintonia com o temperamento de cada um.

Muitas vezes, a escolha de uma determinada cor ou a combinação de mais de uma em um ambiente íntimo e pessoal, como sala de estar, quarto ou local de trabalho, soa como um desafio. Por exemplo, pode-se adotar uma cor que normalmente não se escolheria, mas que foi terapeuticamente indicada, usando o princípio da complementaridade, ou seja, a cor antagônica a sua preferência pode, muitas vezes, trabalhar determinado aspecto de sua forma de ser e de sua personalidade que precisa ser ativado ou sedado.

A seguir, apresentamos alguns exemplos de tons e cores que se complementam em um ambiente.

Rosa com vermelho, para locais bem específicos, assim como marrom com amarelo, ou castanho-amarelado com amarelo forte quase laranja. Cinza e preto com azul e verde em tom sobre tom. Lilás com azul e tons de rosa. O branco total só é admissível se as cores dos elementos internos, como móveis, quadros, cortinas e janelas, fizerem um contraponto de equilíbrio. Como tem ocorrido nos últimos tempos, a adoção do preto, em algumas partes da casa, paredes e piso, quando mesclado com cores vivas e vibrantes, é uma escolha feita predominantemente por jovens. Apenas recomendamos evitar tetos negros, pois levam o cérebro a relacioná-lo com o escuro da noite, fechando o ambiente, por mais iluminado que seja, podendo levar a depressão. Ficar em um lugar assim por algumas horas ou um ou dois dias, tudo bem, mas num ambiente em que se permanecerá muitas horas por dia, é psicologicamente sufocante.

Já as cores básicas e algumas secundárias têm um tipo de tom que as torna mais suaves e agradáveis, numa composição de cores em um ambiente. Refiro-me aos *tons pastel*, que são qualquer tipo de cor do espectro solar, mais atenuada, vibrando numa frequência suave. O uso de lamparinas e luzes coloridas mais fortes e intensas, acesas só por algumas horas, no mesmo ambiente, proporciona um equilíbrio de luzes e cores em que, muitas vezes, a própria refração de luz e cor através das lamparinas dá ao local uma cor mais vibrante e intensa, apesar de as cores básicas serem em tons pastel. Utilizar luzes e sombras mais escuras das mesmas cores, que vão se projetar pelas paredes, intensificando os tons suaves existentes, tornará o local mais aconchegante.

Espelhos estrategicamente colocados no ambiente irão refletir as cores e luzes dos objetos do entorno, sendo muito indicados para dar uma sensação de amplitude. Existem cores que fecham e tornam o local menor e outras que ampliam e refletem luz, proporcionando uma sensação de amplitude. Por esse motivo, recomenda-se a adoção de espelhos para refletir essas cores luminosas, pois eles vão intensificá-las, abrindo visualmente o espaço e fazendo-o parecer mais amplo e ventilado.

Dentro da psicologia das cores, do Feng Shui e dos profissionais de *design* de interiores, o uso correto dos tons e combinações de luzes e cores fará toda a diferença no cotidiano em um ambiente.

Capítulo 14
Técnica fosfênica e as cores

Desde meu primeiro livro desta coleção, *SPAs – Alquimia de uma jornada*, as técnicas fosfênicas já faziam parte de minha vida de estudos e aplicação prática. Em muitos dos cursos que ministrei, sempre que restava algum tempo, eu ensinava e praticava com alguns alunos essa técnica.

Na primeira vez que entrei em contato com os fosfenos, já há mais de 30 anos, o que mais me encantou e chamou minha atenção foi a afirmativa do Dr. Francis Lefebure, médico, especialista em saúde escolar, que descobriu e analisou durante anos a ação energizante da Luz sobre as funções cerebrais: *Quanto mais conexões neurológicas existem, mais faculdades intelectuais tem o homem. E o principal é que a energia da Luz é que estimula o desenvolvimento do cérebro. A Técnica dos Fosfenos ensina a transformar a Energia Luminosa em Energia Mental.* Mas o que são os fosfenos e em que consiste esse método?

Os fosfenos são bolas de luz policromáticas que persistem na obscuridade durante três minutos, após a fixação de uma fonte luminosa durante cerca de 30 segundos. Após esse tempo, os fosfenos provocam *insights* instantâneos, ideias criativas, estimulam a memória recente e antiga, a capacidade intelectiva, a atenção, a concentração, o foco, a intuição e a telepatia.

Como assim? Bolas de luz que estimulam as conexões mentais?

Vamos simplificar, sem descaracterizar a importante e extraordinária descoberta do Dr. Lefebure, que ensinava a técnica fosfênica da seguinte forma: Depois de fixar o olhar numa fonte luminosa – vela, fogo, lâmpada, sol – por 30 segundos, mantenha os olhos suavemente fechados por 3 ou 4 minutos, enquanto visualiza um pensamento, uma ideia, uma pergunta, algo que queira memorizar, ou uma resposta que queira encontrar com mais clareza em sua mente. Vamos, assim, repetindo a ação de fixar a luz por alguns segundos, trazer à mente o que se quer trabalhar, e depois de fechar os olhos, fixar as bolas de luz que se formam em nosso campo visual com os olhos fechados. Essas bolas de luz foram denominadas fosfenos e, com tempo e prática, vão estimulando novas conexões cerebrais, novos caminhos sinápticos, e dessa forma desenvolvem as capacidades intelectivas, ampliando a capacidade de memória e foco, trazendo clareza mental e muita paz e equilíbrio frente a tensões e estresse.

Como o Dr. Lefebure era médico de crianças em idade escolar na época em que fez essa descoberta, começou a aplicar seu método nelas, obtendo rapidamente uma otimização dos resultados escolares. As crianças aprendiam mais rapidamente, retinham mais os conteúdos das lições e ficavam mais atentas à aula. Esses efeitos foram observados desde a primeira sessão da técnica dos fosfenos.

Com os resultados de sua pesquisa, o Dr. Lefebure publicou o livro *A conjugação fosfênica em pedagogia*, no qual ensinava sua técnica, beneficiando muitos pais e professores. A partir disso, o método começou a ser mais divulgado. Muitas pessoas adultas e idosas que estavam voltando a estudar, após um longo período de inatividade intelectual, verificavam que a concentração melhorava e retinham melhor as matérias estudadas com a técnica dos fosfenos. Podemos também citar sua adoção para desenvolver ou estimular a clarividência, a telepatia e a intuição, em que muitos videntes colocavam uma vela perto de uma bola de cristal, ou de uma lâmina tipo espelho com refração de luz, e praticavam essa técnica, ampliando seu canal sensitivo e de captação.

Com o tempo, numerosas vantagens começaram a ser catalogadas, como melhora da visão e da saúde dos olhos, cura da insônia, aumento da autoconfiança, maior resistência nervosa e física, permitindo enfrentar com mais tranquilidade e foco as situações de estresse, tensão, ansiedade e depressão.

Depois de muitos anos ensinando e escrevendo sobre a técnica dos fosfenos, o Dr. Lefebure, a partir da observação de milhares de pessoas durante o desenvolvimento do fosfenismo prático, viu que elas balançavam o corpo durante as sessões. Então, durante anos, anotou, classificou e catalogou os tipos de movimentos que o fosfenismo estaria estimulando, desenvolvendo, curando ou transmutando. Desse estudo comparativo surgiu uma nova metodologia, cuja base era encontrar uma resposta para o fato de as pessoas iniciarem, de forma natural ou orientada, um balanço durante as sessões de fosfenismo. Observou que esse balançar proporcionava melhores condições de acesso às conexões neurocerebrais e concluiu que, concomitantemente à técnica do fosfenismo, os resultados eram mais rápidos e efetivos. Também verificou que esses movimentos, na maioria das vezes, ocorriam de forma natural, o que levou à conclusão de que movimento e fosfenismo se potencializavam mutuamente e desencadeavam a ação um do outro, decorrendo disso resultados incríveis.

A partir desses estudos e descobertas, o Dr. Lefebure desenvolveu técnicas metodológicas de *Iniciação Fosfênica e Movimento*, cujo verdadeiro sentido é propiciar um potente impulso psicoenergético que desencadeie as energias cerebrais, estimuladas pelos balanços. Tais movimentos, catalogados pelo Dr. Lefebure, foram profundamente pesquisados e observados, inclusive em iniciados xamãs e outros sensitivos que, ao estabelecerem conexões mais sutis ou com outras dimensões, também começavam a balançar o corpo. Observem uma criança ou adolescente estudando; em determinado momento, quando estão realmente concentrados e focados, começam a balançar o corpo, um tipo de movimento orgânico, indutor de conexões neurocerebrais.

Apresentaremos a seguir uma caracterização dos balanços que podem ser adotados e realizados de forma induzida por qualquer pessoa que queira trabalhar e se desenvolver em qualquer dos itens que serão mostrados, nunca esquecendo que esses movimentos são seguidos de fosfenismo. Esses mesmos tipos de balanços induzidos foram encontrados em alguns exercícios de Kundalini Yoga, com o objetivo de estimular o foco e desenvolver a energia kundalínica estagnada.

Balanço lateral: sua continuidade e repetição estimula o desenvolvimento da intuição. Reforça aspectos da personalidade, permitindo, através de um caráter mais forte e decidido, evitar a exposição ao estresse.

Balanço vertical: favorece os sonhos lúcidos, permite uma extensão de consciência, facilita o ancoramento de pensamentos e sentimentos positivos, o resgate de emoções perdidas no passado, possibilita o desdobramento mental e astral, viagem astral.

Balanço anteroposterior: este exercício/movimento continuado ancora a energia da resolução, da decisão, do assumir seu poder, de transformar o sonho em ação concreta. Permite adentrar e estimular os sonhos, durante os quais a pessoa recebe conselhos para sua própria evolução pessoal.

Balanço em "8": muito usado pelos yogues, permite adquirir maior força e entrega, acessar a clarividência e a telepatia e receber intuitivamente *insights* sobre o sentido da ida e o caminho a tomar.

Balanço em hemicircundução (ou balanço em ferradura): alguns xamãs, antes de ent rarem em transe, realizam por algum tempo esse tipo de movimento, sempre em f rente a uma fogueira, olhando as luzes das chamas, e por alguns momentos fechando os olhos, induzindo a visualização do sonho iniciático, no qual a pessoa recebe orientações e conselhos sobre o que deve realizar e praticar para ascender mais rapidamente a um desenvolvimento interno.

Balanço em rotação: também adotado por yogues e alguns monges antes de entrarem em meditação profunda. Estimula e desenvolve o magnetismo de atração, conduzindo a esferas superiores na busca por respostas ou iluminação. Indicado para uma tomada de consciência do aqui e agora, para manter-se no presente. Também auxilia a ativar os chakras e suas conexões com os meridianos.

Todas essas técnicas devem ser seguidas da visualização de um foco de luz e ativação dos fosfenos. Na verdade, ao aprofundar a técnica de fixação dos fosfenos, podemos ter acesso a poderes extrassensoriais e espirituais. Nos estudos da luz e suas radiações, vemos que a fixação de fontes luminosas diretas ou indiretas é a origem de todas as iniciações e encontra-se em todas as tradições. Muitos ficarão surpresos, como eu fiquei, ao constatar que os fosfenos sempre existiram e participaram do desenvolvimento evolutivo da humanidade.

Portanto, não se trata de mais um dom ou de uma capacidade oriunda do desenvolvimento moral ou espiritual de uma pessoa. Essa forma de iniciação não é um dom de poucos, de uma pessoa em especial, mas um dom universal, aberto e potencialmente presente para todo e qualquer ser humano. Qualquer pessoa orientada nessas técnicas pode chegar a bons resultados desde a primeira sessão de iniciação.

Resumindo tudo o que vimos até agora: os movimentos cerebrais transmitem ritmo aos fosfenos, e os fosfenos contribuem para a amplificação desses mesmos ritmos cerebrais, enviando impulsos neuroconectivos de retorno, transformando-os em movimentos rítmicos do corpo, que darão início à dança sagrada do balançar o corpo em seu próprio ritmo. Ou seja, as danças circulares e sagradas verdadeiras se desenvolvem a partir de um ritmo específico do corpo e do balançar que é desencadeado.

Muitas pessoas meditam balançando o corpo. Quando um bebê chora, a mãe o balança. Esse balanço seria como uma necessidade fisiológica que acentua as conexões rítmicas do cérebro. Infelizmente, pais e educadores, desconhecendo a importância dessa forma de se movimentar, impedem a criança ou o adolescente de se balançar, porque ignoram a importância dos balanços para o ritmo do cérebro: *Para de te balançar e estuda; te concentra e para de te mexer, parece que tens um bicho carpinteiro.*

Essa amplificação do ritmo cerebral vai influenciar o ritmo do pensamento, daí o nascimento do pensamento ritmado que encontramos através da oração, dos cânticos, mantras etc. Um pensamento ritmado é muito mais eficaz do que o mesmo pensamento não ritmado, ou seja, a repetição e o ritmo dão poder imantado ao que está sendo dito ou cantado.

Graças aos trabalhos do Dr. Lefebure, hoje podemos compreender melhor que os cultos do fogo, da lua, do sol ou mesmo das estrelas não devem ser tomados como rituais e símbolos pouco compreensíveis para uma mente não ritmada. Devemos simplesmente entrar no ritmo, nos entregando sem julgamentos, e se quisermos e nos sentirmos à vontade, devemos nos permitir balançar o corpo suavemente, ao mesmo tempo em que pensamos ou mentalizamos algo, fixando uma fonte luminosa.

Os fosfenos fazem parte de uma prática universal, daí a importância dos cultos do fogo, dos cultos solares, lunares e estelares. Eles estão na origem das grandes civilizações: Maias, Egípcios, Celtas, Romanos, Gregos, Indianos, Chineses, Japoneses e Polinésios. E não podemos esquecer que o fundamento de qualquer religião é o *Xamanismo*, cuja potência essencial é a do elemento fogo. Fomos ensinados que o Homem se tornou Homem a partir do momento em que conquistou o fogo, o que o distinguiu dos outros animais e o tornou racional.

É extraordinária a técnica que o Dr. Francis Lefebure, estudando potencializadores de saúde mental, descobriu na ação dinamizante da luz e da cor sobre todas as funções cerebrais; o poder de desenvolver a memória, a inteligência, a atenção, a criatividade e as conexões intuitivas que podem ser desencadeadas por meio da auto-hipnose.

Luz, palavrinha pequena, que contém em si toda a energia primordial do Universo. Quando se quer pensar, descobrir algo, chegar a uma solução ou conclusão de um pensamento, se diz: *"Deus, dai-me uma luz!"*. No entanto, as técnicas dos fosfenos são ainda pouco conhecidas dentro dos estudos de Terapias Integrativas e Complementares. Espero, com este capítulo, abrir um novo portal de desenvolvimento mental dos ritmos cerebrais através da luz e da cor, ou seja, através do fosfenismo.

Capítulo 15
Terapias fluídicas com Hidrocromoterapia, água solarizada

No livro *Mensagem da água para o Universo*, o Dr. Masaru Emoto, por meio de suas pesquisas de luz, som e elemento água, nos apresenta informações valiosas, como a de que a NASA, pela primeira vez, teve sucesso em observar inúmeros objetos semelhantes a bolas de neve voando no espaço em direção à Terra. Milhares dessas bolas, que têm alguns metros de diâmetro, voam para a Terra todos os dias e, ao se aproximarem da superfície, evaporam e se transformam em nuvens.

Informação semelhante recebemos de um estudioso da cultura Védica em Rishikesh, na Índia, que, ao falar sobre o Ganges e sua nascente, junto às montanhas do Himalaia, nos dizia que esta, na verdade, se localiza acima das nuvens nas montanhas, e questionava como uma nascente acima das nuvens poderia ter aquela fluência de água abundante e maravilhosamente límpida. Ele também informava que os Vedas já falavam de bolas de água vindas dos céus. Então, explicava que a nascente entre as pedras no alto das montanhas do Himalaia era nutrida com água vinda do espaço, água vinda das estrelas. Por isso, entre outras bênçãos, o Ganges é considerado um rio sagrado.

Lembrando que a NASA anunciou que inúmeras bolas de neve, pesando toneladas, caem constantemente sobre a Terra. Essa descoberta deu suporte à teoria do Dr. Ruiz Frank, da Universidade de Iowa, que já afirmava, há mais de 18 anos, que grande parte da água na Terra vinha do espaço sideral.

O escritor, biólogo e poeta Goethe, num trecho de sua poesia, afirmou:

A alma do homem é como a água:
Do céu vem, ao céu sobe.
E de novo tem
Que descer à Terra,
Em mudança eterna.

Goethe, nessa poesia, já havia entendido que a nossa base é a água. Na verdade, nosso corpo físico é composto por 70% de água. Segundo os Vedas, fomos enviados do espaço sideral como a água, e uma vez cumprida nossa missão nesta vida, voltamos para o lugar de origem, e nos preparamos para retornar.

A água é representada quimicamente como H_2O, dois átomos de hidrogênio (H) para um de oxigênio (O). Vibracionalmente, é um elemento neutro, imantado a partir das frequências vibracionais do entorno; por isso a importância dos experimentos e comprovações do Dr. Masaru Emoto com os cristais de água.

Com seus experimentos, o Dr. Emoto pôde comprovar que a água sofre mudanças em sua forma e composição a partir do tipo de vibração a que está submetida. De forma resumida, podemos dizer que amostras de água pura eram colocadas sob as energias vibracionais das palavras *amor, paz, felicidade* e, depois, essas águas eram congeladas. Os cristais que se formavam eram lindos, perfeitos, mandalas de muita harmonia e desenhos de muita refração de *luz e cor*. Depois, a água era colocada sob a vibração das palavras *ódio, raiva, vingança* e era congelada. As imagens que surgiam nos cristais da água congelada eram distorcidas, escuras e feias, apresentando nas fotos as cores cinza, marrom e preto. Os mesmos experimentos foram realizados com músicas clássicas, de Beethoven, Bach e outros, e depois com músicas de *rock* e outros sons pesados e densos. Nos primeiros, as cores fotografadas se manifestavam claras, luminosas e vibrantes; nos segundos, as cores eram escuras e opacas.

Após os experimentos do Dr. Emoto, o mundo todo se volta para as frequências vibracionais da água, e o cuidado daqueles que já tinham essa consciência se redobra, pois ficará para sempre a impactante pergunta do Dr. Masaru em um congresso internacional na Alemanha: *Se nosso corpo físico é composto por 70% de água, como fica nossa saúde, em contato com energias densas, em ambientes pesados, plenos de agressividade e tensão, diante dos sons dos grandes centros onde a maioria vive, e das substâncias tóxicas que contaminam as águas de nosso planeta?*

Hoje já se sabe que as luzes do espectro solar que incidem sobre a Terra são altamente curativas e estão constantemente brilhando e transmutando essas frequências vibracionais baixas, transformando-as em ondas curtas e vibrações altas através de suas luzes e cores. Por isso a importância de tomarmos sol diariamente.

Pessoas depressivas, tristes e desvitalizadas podem mudar suas frequências vibracionais com o preparo e uso de água solarizada e elixir de cristais que, pela frequência das cores dos cristais, irá imantar a água que será bebida terapeuticamente. No Capítulo 19, *Tabela das cores e sua aplicação terapêutica*, veremos mais detalhes acerca das cores indicadas para cada propósito.

A água solarizada pode ser preparada em jarras coloridas ou garrafas de vidro, preferencialmente nas cores azul, amarela, vermelha, verde e lilás. Deixá-la no sol por no mínimo 15 minutos já é suficiente para que as radiações eletromagnéticas do sol imantem essa água através das frequências vibracionais das cores dos vidros expostos ao sol.

Também é importante lembrar o uso da banheira de Hidrocromoterapia com massagem por jatos de água, com lâmpadas especiais de *led* coloridas, que vão tornando a água azul, laranja, verde, lilás e assim por diante. A cada mudança de cor na água que é refletida e imantada, pelas cores das lâmpadas, toda uma frequência vibracional do comprimento de onda daquela cor se projeta e vibra no ambiente líquido, beneficiando profundamente a pessoa que está realizando um banho de imersão com Hidrocromomassagem.

A mesma técnica de utilização de projeção de luz e cores vibrando através da água pode ser adotada em duchas e calhas de terapia em cabines terapêuticas, tendo como exemplo as famosas duchas Vichi, que projetam luz e cor através de jatos de água na pessoa deitada em uma maca especial. Essa terapia é altamente relaxante e descontraturante, ao mesmo tempo em que desmagnetiza todas as radiofrequências e bloqueios tensionais a que o mundo de hoje submete a maioria das pessoas.

A luz solar sobre as plantas desencadeia a magia da fotossíntese, em que as cores do espectro solar, junto com os raios infravermelho e ultravioleta, atuam sobre o elemento verde da planta, a clorofila, provocando a troca metabólica do gás carbônico pelo oxigênio, ambos gases fundamentais para a vida no planeta. Essa mesma luz solar, sobre os mares, também realiza a fotossíntese das algas e de outros seres do mundo vegetal que habitam o fundo dos oceanos. Hoje se pode afirmar que a maior parte do oxigênio que circula no planeta provém da fotossíntese do mundo vegetal dos oceanos.

Quem nunca ouviu falar do Dr. Len, médico havaiano criador do método Ho'oponopono? Essa palavra, na língua original do Havaí, significa harmonizar-se, corrigir um erro, entrar em sintonia correta, acertando as ações e pensamentos. É um método que trabalha diretamente com a mente inconsciente, limpando tudo aquilo que é gravado como verdade mas desencadeia atitudes sabotadoras, fazendo adoecer, atrapalhando a evolução e a concretização dos sonhos, de ser essência pura em conexão com a fonte criadora.

Quando se repete muitas vezes as frases: *Eu sinto muito, Eu te amo, Perdoa-me* e *Eu te agradeço*, isso funciona como um mantra que, ao ser falado, mentalizado, atua como uma senha de comando, que vai purificando, neutralizando todas as memórias desta e de outras vidas que energeticamente estão vibrando e nos impedindo de entrar em conexão com a Luz e o Amor. Ao se falar essas palavras que limpam e curam, também se vai curando em si aquilo que se está espelhando e querendo trabalhar no outro, ou seja, é acionado o poder de curar o outro por meio de sua própria cura interior.

As técnicas ensinadas pelo Dr. Ihaleakala Hew Len, que era professor e terapeuta, baseiam-se em comandos metafísicos que ressoam em altas frequências e ondas curtas, atuando, transmutando, apagando, cancelando memórias e sentimentos de mágoa, tristeza e julgamentos, que estão armazenados no inconsciente. Ele também desenvolveu duas importantes ferramentas para potencializar a ação vibracional, ao falar as frases anteriores (*Eu sinto muito*, *Eu te amo*, *Perdoa-me* e *Eu te agradeço*) conjugadas com o uso de um cristal de Lápis-Lazuli em forma de pirâmide no ambiente em que se está trabalhando, juntamente com a preparação de água solarizada em jarras de cor azul, para a pessoa ir tomando em pequenos goles, durante o dia, com alto poder curativo.

Todos esses ensinamentos, que usam as frequências vibracionais das luzes, cores e sol, somadas à repetição das frases vibracionalmente mágicas, nos mostram que, à medida que vamos melhorando a nós mesmos, vamos melhorando também o mundo a nossa volta.

Capítulo 16
A Cromoterapia nos alimentos

Segundo os chineses – e hoje já sabido no mundo todo –, uma refeição rica em nutrientes, sais minerais, vitaminas e oligoelementos tem que ser composta de, no mínimo, 4 a 6 alimentos de *cores* diferentes. Os indianos há milênios falam que pelo menos as cores verde, amarela e vermelha devem sempre estar presentes na mesa em que se vai compartilhar uma refeição.

O organismo humano necessita dos nutrientes, vitaminas e sais minerais que estão presentes nas frutas e vegetais. Os sucos representam concentrados desses nutrientes que desintoxicam, revitalizam, energizam e purificam enquanto promovem a hidratação de forma natural.

Cada cor está diretamente relacionada ao tipo de nutriente presente no alimento. Dentro da Cromoterapia, os sucos vermelhos e roxos previnem e tratam doenças degenerativas, elevando a imunidade. Os sucos verdes, ricos em clorofila, são terapeuticamente indicados para pessoas desvitalizadas, pois atuam diretamente nas células e nos plexos nervosos, curando gripes e doenças inflamatórias crônicas. Também são indicados para quem faz regime de emagrecimento, bastando para isso acrescentar pequenas fatias de gengibre. Os sucos de cor laranja são ricos em betacarotenos (pró-vitamina A), melhoram a integridade e a vitalidade da pele e das mucosas, aumentam a imunidade, promovem o rejuvenescimento e são bons para os olhos.

Já é sabido que cada cor possui uma amplitude vibracional decorrente da cor que reflete pela luz que nela se projeta, e a natureza é tão linda e perfeita que as cores dos alimentos refletem diferentes tipos de vibrações, surgindo, a partir daí, suas indicações, pelos componentes ativos (bioquímicos) e pela própria cor, que, ao vibrar numa determinada frequência, irá ancorar uma forma única e especial de ser e atuar como alimento.

É tão lindo e mágico tudo isso, sobre a frequência vibracional e cor nos alimentos que ingerimos, que o simples fato de visualizarmos uma cor logo nos reporta aos tipos de comidas que lembram e o que elas desencadeiam em nosso corpo. A vontade de comer, *a água na boca, o salivar*, são sintomas do que desejamos, do tipo de ativo nutricional que está faltando, que carecemos de seu componente bioquímico em nosso corpo físico e desejamos ardentemente comer. Se minha alimentação vem sendo pobre em vitamina C, imediatamente começo a sonhar, desejar comer frutas cítricas, e assim por diante.

Dessa forma, os alimentos possuem componentes bioquímicos que se apresentam como ativos, e suas cores, na maioria das vezes, se fazem presentes, determinando que tipo de indicação deveríamos adotar e mesmo conhecer para termos uma alimentação rica e saudável. Para entendermos um pouco mais, vamos apresentar algumas cores mais básicas – vermelha, verde, amarela, marrom – junto com as características nutricionais dos alimentos em nossa mesa no cotidiano.

Iniciaremos pela cor vermelha e algumas frutas e legumes vermelhos, como cerejas, melancias, maçãs, mirtilos, tomates, beterrabas e outros. Todos esses alimentos são muito ricos em vitaminas, principalmente B, C, K e A, e também em minerais, sobretudo magnésio, selênio e oligoelementos. O tomate, por exemplo, possui licopeno, substância que lhe dá a cor vermelha, um composto bioativo que atua na prevenção de doenças para quem está com a imunidade baixa.

Desejar, gostar e comer alimentos da cor vermelha geralmente está relacionado a pessoas que estão exigindo muito do corpo físico, indo ao seu limite, desencadeando o estresse. Muitos tratamentos médicos para elevar a imunidade têm sua indicação como prioridade.

Logo a seguir, teremos muito a falar sobre a cor verde, a mais encontrada na natureza, e dentro da bioenergia, e devido a sua cor verde, apresentaremos primeiramente o limão, rico em vitamina C, que melhora a absorção de ferro pelo organismo, combate os radicais livres, previne o escorbuto e o envelhecimento precoce, sendo, por isso, considerado um ótimo antioxidante. Vem sendo também indicado para equilibrar o pH do organismo, pois hoje se sabe que um corpo acidificado aumenta as possibilidades de doenças e, em contrapartida, um pH neutro ou mais alcalino aumenta a imunidade, e por incrível que possa parecer, o limão verde, mesmo tendo um sabor ácido, ao entrar em contato com a mucosa e já assimilado pelo organismo, vai provocar o equilíbrio do pH, tornando-o mais alcalino. Portanto, vamos seguir nossa caminhada de apresentação de mais alimentos que possuam a cor verde, seus componentes e para que servem.

O *óleo de oliva* e as *azeitonas*, com seus tons de verde do claro ao escuro, servindo até como nome de uma cor (verde-oliva), são ótimas fontes de ácido graxo monoinsaturado Ômega-9, que previne a aterosclerose, pois ajuda na diminuição do colesterol LDL (ruim) e no aumento do colesterol HDL (bom).

A *salsinha* ou *cebolinha verde* é rica em antioxidantes, vitamina C, ferro, cálcio, ácido fólico e carotenos. Possui efeito diurético, benéfico em casos de retenção de líquidos, principalmente ao se beber um chá feito com suas raízes.

O *manjericão verde* contém óleos essenciais que tonificam a atividade das mucosas das vias respiratórias, gastrointestinais, rins e nervos. É um potente depurativo das mucosas internas do organismo. Por sua cor verde e seu aroma forte e limpador, é considerado um excelente equilibrador de quaisquer distúrbios internos, sejam digestivos, circulatórios ou mesmo do sistema nervoso. Os indianos costumam plantar um pé de manjericão na frente e atrás de suas casas, pois acreditam que, quando bate a brisa, seu aroma vai limpando e purificando tudo ao redor do ambiente familiar.

As folhas verdes do *louro*, quando secas, tornam-se marrons, mas não perdem seus ativos. Têm ação digestiva e carminativa, sendo indicadas contra gases; são utilizadas no tratamento de afecções gástricas e reumáticas. Por sua ação descongestionante e antiedematosa, seu uso continuado atua nas articulações, melhorando a rigidez que impede os movimentos. O louro ocupa um lugar importante na história da humanidade: os gladiadores mascavam suas folhas antes e durante os combates, para terem mais força e movimentos precisos, e, ao final, os vitoriosos recebiam uma coroa feita com as folhas verde-escuras do louro.

As folhas verdes do *cominho* são utilizadas nos medicamentos ayurvédicos, por terem ação antianêmica e energizante e limparem as vias excretoras. Seus principais componentes ativos são as vitaminas do complexo B, cálcio, fósforo e ferro. Estimulam a digestão, ajudam a impedir a formação de gases e combatem afecções das vias urinárias.

As folhas de *hortelã* ou *menta* devem ser utilizadas ainda verdes, pois mantêm seus ativos fixados em sinergia com seus aromas. São ricas em cálcio, ferro, fósforo, vitaminas A, C e do complexo B. As frequências vibracionais que seus aromas liberam têm uma ação importante na purificação do hálito, combatem a gripe e resfriados e são muito indicadas como vermífugo, tanto para humanos quanto para animais. O uso das folhas de hortelã em chás ou sucos proporciona uma ação digestiva, tônica, antiespasmódica e calmante. Além disso, se somado à ingestão de algumas sementes de abóbora, proporciona ótimos resultados na prevenção a infestação de vermes nas alças dos intestinos, pois combate os parasitas sem matar a flora intestinal, como fazem alguns medicamentos alopáticos adotados para esse fim.

O *alecrim*, com sua cor verde forte e seu aroma terapêutico, é mundialmente conhecido como a planta da alegria, do entusiasmo, pois seus aromas e seus ativos estimulam a secreção de serotonina, endorfina e outras substâncias que proporcionam o bem-estar.

Enfim, os alimentos de cor verde, sejam folhosos, leguminosos ou frutas, pelo seu alto teor de vitamina C e outras vitaminas, oligoelementos, sais minerais e clorofila (folhosos), são hoje os atores principais a serem chamados ao palco para representar a cena de elevar a imunidade e aumentar a Energia Vital.

As *uvas* podem ser de várias cores: pretas, rosa e brancas (que na verdade são verdes). Cada cor muda, pela frequência, sua indicação terapêutica e alimentar. As uvas são ricas em vitaminas C e do complexo B, além de possuírem grande quantidade de minerais: potássio, magnésio, enxofre, ferro, cálcio e fósforo, somados aos flavonoides presentes nas cascas, que previnem a aterosclerose, também elevando a resistência física com seu ativo, o resveratrol.

Agora, vamos falar de algumas sementes. Apresentando, depois de secas, uma cor marrom-clara com bege, as sementes hoje estão sendo muito indicadas pelos nutricionistas como complementos de dietas energizantes.

As sementes de girassol, por terem a propriedade de reter energia solar, têm uma frequência vibracional alta, transmitindo imensa vitalidade às pessoas que as ingerem. Nas terapias integrativas, são indicadas para elevar o índice de serotonina e endorfina no organismo. O que faz muito sentido, uma vez que essas sementes refletem as vibrações das energias do sol, que é o maior estimulante da formação de endorfinas e serotoninas no corpo humano, e sua falta pode até levar à morte. Falando em energias benéficas do sol, vemos com tristeza que existem pessoas neste planeta que estão virando verdadeiros zumbis: fracas, lentas e sonolentas, pois passam os dias sem receber as radiações do sol na pele. Sabedores dessa importante ação do sol, muitos hospitais e clínicas estão buscando construir solários, para que seus pacientes, mesmo doentes e acamados por dias ou meses, entrem em contato com essa radiação recuperadora, que não pode ser recebida através de vidraças, pois os raios de luz e cores perdem muitas de suas propriedades quando se projetam através do vidro.

Existem ainda outras cores, do amarelo-palha, marrom, ao branco-pérola das sementes de gergelim, linhaça, quinoa, e muitas outras, que vêm sendo cada vez mais indicadas como complemento alimentar e terapêutico.

A *canela*, cromoterapicamente, tem a cor marrom, que é um misto de verde com vermelho, cujas frequências vibracionais vibram em sintonia com a força da energia do vermelho. O aroma da canela é adotado para limpeza de ambientes, mudando as frequências vibracionais de locais que foram cenário de brigas e desavenças e retirando a energia estagnada em casas que há muito tempo não são habitadas. A aplicação do aroma adocicado da canela através de *sprays* vai transmutar e elevar as frequências do ambiente e de seu entorno.

Como se pode observar, as cores estão sempre presentes na mesa, seja nas frutas, legumes, verduras ou sementes, bastando, para tal, relembrar que são chamadas de *verduras* todas as folhas verdes servidas em uma salada; que uma *alimentação branda*, como os médicos indicam, muitas vezes vem da cor branca do arroz, do peito de frango, do purê de batatas e da mandioquinha; que um *bufê festivo* recebe esse nome quando as cores dos alimentos servidos são uma festa para os olhos, com seus lindos contrastes e sua decoração estimulando o apetite e dando sentido à expressão *comer com os olhos*. Além disso, a relação entre cores e alimentos acaba ajudando a classificar certos tons, como podemos notar nos nomes das cores verde-oliva, vermelho-cereja, marrom-café ou chocolate, verde-limão, entre muitas outras.

Se uma cor projetada através da luz vibra em um objeto com uma frequência específica, imaginem agora uma refeição com vários alimentos de cores diferentes! Tal refeição (melhor seria dizer banquete), além da frequência vibracional sutil das cores, oferece diversos elementos nutricionais através dos ativos que cada alimento contém. Sabedores de tudo isso, vamos começar a desenvolver o hábito de escolher nossos alimentos pelos seus aromas, cores e sabores.

Capítulo 17
Arte e criatividade através das cores

Quando se fala em luzes e cores e que através das radiações do sol há um grande estímulo das ações relacionadas à criatividade, tem-se uma imagem clássica, que a grande maioria dos artistas e pintores nos apresenta: a cena de um cavalete com uma tela junto à natureza, recebendo diretamente sobre suas tintas as luzes e cores do sol, ou mesmo um ambiente interno, com um cavalete colocado estrategicamente junto à janela, para receber as luzes corretas a serem transportadas para as telas, que, num misto de matizes e cores, vão sendo artisticamente pintadas, imortalizando o autor e sua obra.

Hoje, nos estudos de Psicologia e desenvolvimento da criatividade, a abordagem já é diferente daquela que os livros escritos até o final do milênio passado adotavam. Aliás, por meio das Terapias Complementares e Integrativas, muitas formas de pensar, ser e agir vêm sofrendo mudanças importantes em sua gênese psicodidática, inclusive na área da Arte e da Criatividade.

Os antigos treinamentos e teorias sobre luzes e cores vêm rapidamente dando espaço a uma libertação intuitiva do *poder criativo*, através do canal colorido da captação de cada ser. Aqueles que já vêm se desenvolvendo e atuando com estímulo a suas capacidades intuitivas encontram maior facilidade nesse processo criativo e na aplicação das cores e suas luzes, que passam a refletir e projetar de forma artística em seus trabalhos. Uma nova forma de fazer arte está emergindo, mais livre de conceitos, teorias e tecnologias do passado, abrindo-se e captando diretamente do Cosmos, através da intuição ativa, novas formas de fazer Arte e de usar as luzes e cores. Livre, solta, com a leveza e a autocrítica totalmente liberadas.

E quanto àqueles que ainda não se abriram nem permitiram que esses canais intuitivos sejam estimulados e desenvolvidos? Lembram-se dos 90% de DNA inativo? Pois bem, essas pessoas, ao iniciarem uma simples pintura, a confecção de uma mandala, ou mesmo uma pintura livre com os dedos sobre uma tela vazia, sem julgamentos e cobranças, estão abrindo novas conexões e avançando rumo a esse campo criativo e forte, pois hoje já se sabe que, pelo uso livre e solto das cores, estimulamos e abrimos um canal de criatividade em nossas vidas. Todos têm em seu interior esse potencial criativo, todos podem, todos conseguem, basta querer e abrir-se para mais este ato criativo e libertador, ou seja, expressar-se através das luzes e cores.

A nova Psicologia, agora com terapias breves, e não mais com aquelas intermináveis sessões que se arrastavam por meses ou anos, está se voltando para a compreensão da psique humana através de respostas harmônicas, com projeção de luzes e cores, mudanças de padrões existenciais de conduta, ressignificando a vida, não mais a reconstruindo sobre um passado remoído por intermináveis sessões. Agora, o que passou, passou, vamos apenas olhar e projetar luz sobre o que está no baú do passado, e, ao fazermos isso, tudo vai se extinguindo, perdendo o sentido, e deixamos para lá os motivos de sofrimento. Vejam que importante: deixamos no esquecimento os motivos de sofrimento; como num passe de mágica, os eliminamos da consciência e, libertos, estamos prontos para entrar em uma nova forma de ser e atuar. Não podemos viver no passado, e o futuro só se constrói com a ressignificação do hoje. As luzes e cores que pintamos hoje em nossa tela mental determinarão o que estaremos projetando no futuro. Todas essas novas formas de focar e trabalhar a mente humana podem ser denominadas *Psicologia auto-hipnótica vibracional da cor no encontro consigo mesmo*. Uau! Um lindo e sábio título para um livro libertador e de muito sucesso.

Ainda dentro das manifestações de Arte e Criatividade, lembramos que todo som emana uma cor e vai assumindo de forma criativa e definitiva sons e cores emanados para o espaço. É pela criatividade do artista/músico na criação de uma composição musical que todas as frequências vibracionais dos sons e das notas musicais se fazem presentes, ao serem tocadas e tocarem nossos corações, que são impactados pelos sons melodiosos e pelas cores subliminarmente presentes em seus acordes.

Sentimos as cores através dos sons ou, ainda, das melodias; as vibrações frequenciais das cores se projetam, e, num misto de sons e cores, vamos terapeuticamente curando nossas vidas. Lágrimas que afloram de nossos olhos, sentimentos de entrega, enlevo e paz são as formas de nos impactar através dos sons e cores que se formam subliminarmente. Por isso, podemos afirmar que ainda *existem*, nesta vasta esfera de estímulos externos de luz e cor, inúmeras formas de criar e materializar que ainda não foram processadas pelo mecanismo sensorial comum nos humanos.

Fiquei triste e não concordei quando, no final do milênio passado, em um discurso impactante, alguém muito influente e formador de opinião falou: *Estamos adentrando no Terceiro Milênio, em que tudo já foi criado, tudo já é conhecido, o domínio da ciência e da criatividade atingiu seu limite, por isso, com tranquilidade, afirmo que daqui para frente nada mais será criado, apenas reinventado e copiado.*

Na verdade, volto a questionar: e os 90% de capacidades inativas de nosso DNA, que agora estão sendo desenvolvidos e estimulados através da intuição, da clarividência e da telepatia? Um mundo de véus ainda existe para ser descortinado e trazido à luz do conhecimento, que por ora ainda se encontra limitado pelas informações proporcionadas pelos cinco sentidos muito frágeis e falhos com os quais a humanidade vem atuando. Está na hora de sair do casulo, romper os fios que nos aprisionam e voar ao encontro de um mundo sutil e de grandes possibilidades que tranquilamente nos aguarda.

Existe um órgão em nosso corpo que voltou a ser olhado com mais carinho e atenção pela comunidade científica neste milênio: o timo. Esta glândula tem a responsabilidade de desenvolver e intensificar a ação da imunidade no corpo físico, e o faz através do aumento das endorfinas, serotoninas e outros hormônios diretamente relacionados à alegria, ao entusiasmo, à fé, à confiança e à criatividade artística, estimulados pelo sentimento de Amor.

Vários artistas, nas áreas de música, artes plásticas, teatro e outras, foram alvo de estudos que constataram que tinham um timo aumentado, ou seja, mais desenvolvido ou ainda em franco desenvolvimento. Assim, os cientistas vêm percebendo que, quando a pessoa está feliz, sua capacidade criativa é estimulada. O contrário também tem sua verdade, pessoas infelizes têm sua capacidade criativa embotada, bloqueada. Até o milênio passado, esses mesmos estudiosos afirmavam que o timo era uma glândula que atrofiava e definhava no final da adolescência, e se alguém depois dessa idade ainda apresentava um timo em desenvolvimento, era diagnosticado com Tumor do Timo. Hoje sabemos que as pessoas felizes, de bem com a vida, criativas e com imunidade alta têm um timo maior que o das pessoas que ainda não despertaram para tal forma de ser e sentir.

Muitos videntes veem, na frente do osso esterno, um facho de luz azul-dourada com um brilho como purpurina se projetando para fora, na altura do timo. Hoje já sabemos que, nesses momentos, o timo está vibrando em altas frequências, transmitindo energia em forma de ondas luminosas curtíssimas e projetando luz e cor para fora do corpo físico. Daí a importância de dar e receber abraços fortes e amorosos, que projetarão e realizarão uma troca fluídica e vibracional de coração para coração, potencializada pela frequência vibracional do timo. Se fosse possível realizar uma foto Kirlian desses abraços curadores, o que veríamos seria uma explosão de luzes e cores altamente luminosas.

De tudo que falamos, posso tranquilamente afirmar que, na medida em que os seres humanos buscarem se desenvolver e ativar novas percepções e conexões através do timo, das vibrações do coração/mente e do terceiro olho, percepções ativadas pelos cristais de apatita na glândula pineal, se iniciará um novo momento para o mundo das Artes e da Criatividade, pois muitas novas formas de projeção de luzes e cores, até agora não vistas a olho nu, serão captadas pela visão etérea do terceiro olho.

Capítulo 18
Ação psicofluídica das cores na escolha das roupas

Quando uma pessoa é autêntica, bem resolvida, com uma autoestima alta, ela escolhe e veste roupas com cores e formas de corte e estilo que lhe agradam, que lhe fazem bem, que a deixam feliz e segura. Pouco lhe importa a opinião de terceiros ou o que a moda está a ditar. Tem suas cores, estilo e preferências próprias, e as adota com naturalidade; podemos até afirmar que essa postura acaba criando um estilo próprio que lhe fica bem, fazendo parte de sua personalidade, de sua forma de ser e atuar no mundo das aparências, pois sua essência está preservada e é inatingível por vibrações externas de conceitos e preconceitos.

Na verdade, esse tipo de atitude é para poucas pessoas, pois a grande maioria ainda escolhe suas roupas pelo que a moda está a ditar, pelas cores do momento, o que combina com o quê, ou então escolhe cores básicas pela praticidade, buscando descomplicar e não perder tempo na hora da escolha do que vestir. Devemos ainda considerar que a escolha das roupas, suas cores e modelos, vem na maioria das vezes de um impulso psicológico do momento, ou ainda pela lei da atração, em que a frequência vibracional da cor entra em sintonia com a energia da pessoa ao escolher uma cor em detrimento de outra.

Levaremos também em consideração que existe uma grande influência do meio cultural, seus conceitos e preconceitos, que vêm sendo sedimentados há milênios e que fazem com que, muitas vezes, a pessoa escolha determinada cor por uma imposição externa ou por uma condição emocional momentânea, e não de acordo com sua preferência.

Por exemplo, para os indianos, a cor preta não é salutar, principalmente nas roupas íntimas das mulheres. Para eles, quanto mais cores forem colocadas sobre o corpo, mais luz e energia vibracional a pessoa estará recebendo. Então, os indianos não vestem uma roupa, eles vestem cores. Por outro lado, para os alemães, usar vestes muito coloridas, de cores fortes e vibrantes, é deselegante. Eles preferem os tons mais neutros em composição com cores que podem ser mais vivas, mas com muita elegância e discrição, pois primam pela sobriedade e pela beleza.

A cor branca é adotada em quase todas as tradições culturais do mundo, como uma cor que lembra a pureza, sendo muito usada em vestidos de noiva e em festas de final de ano, pois, em muitos países, usar branco no momento da passagem de um ano para outro atrai bons fluidos, paz e tranquilidade. Em muitos rituais religiosos, as vestes brancas são uma constante, desde os monges no Oriente até as seitas africanas. No Brasil, nas casas de Umbanda, nas casas espíritas e em outros locais religiosos, o uso de batas e vestimentas brancas é usualmente adotado.

Os únicos que não gostam e não usam o branco em suas vestes são os chineses, pois eles têm por tradição cobrir seus mortos com mantos brancos, de forma que, no seu cotidiano, não se sentem bem em usar a mesma cor que utilizam nas mortalhas. Da mesma maneira, em muitos países do Ocidente, o uso do preto é sinal de luto. No entanto, esse hábito vem se reduzindo em todos os países, exceto em alguns pontos do sul da Itália, onde principalmente as mulheres viúvas ou mães que perdem seus filhos ainda adotam o preto para sinalizar seu luto e dor pela perda. Mas, apesar disso e do fato de a cor preta no Ocidente também ser um símbolo de elegância, existem alguns usos que a tradição e a etiqueta não recomendam, como, por exemplo, em um casamento, a noiva ou as madrinhas usarem preto. Antigamente, ninguém deveria usar essa cor em casamentos ou batizados, mas, hoje em dia, esse costume não é mais tão comum.

O uso de cores como prata e dourado nos países do Ocidente é considerado um excesso, ou seja, as cores fortes, brilhantes, fosforescentes, luminosas e metalizadas devem ser usadas com muita cautela e em locais e ocasiões especiais, sendo comumente adotadas mais por jovens que querem ousar e ser notados em determinados momentos. Já em muitos países do Oriente, a adoção dessas cores brilhantes, inclusive bordadas com fios de ouro, prata e pedras preciosas, é algo que confere *status* a quem as usa. São muito adotadas em festas familiares especiais e em casamentos, em que o convidado assim se veste para homenagear a família e mostrar o quanto se sente feliz e honrado com o convite.

Deixando um pouco de lado a história das cores e suas tradições, pois voltaremos a falar sobre isso no Capítulo 19, vamos agora adentrar um pouco na psicologia das cores e no que está por trás das nossas preferências. Tentaremos responder questões como: *Por que em alguns períodos só uso e compro roupas de determinadas cores e, de repente, tenho todo um guarda-roupa monocromático? Por que às vezes compro uma roupa por impulso, de uma cor que nem é de minha preferência e nem gosto muito, e que acaba ficando anos no meu armário sem que eu encontre ocasião para usá-la?* Até que um dia chega alguém em nossa casa, abrimos o guarda-roupa e dizemos: esta roupa está nova, nunca usei, quer levar para você? E quando a roupa sai do nosso cabide e vai para outras mãos, sentimos um alívio, como se estivéssemos nos eximindo de um certo complexo de culpa pelo ato de impulso e consumismo na compra daquela peça, e às vezes nos questionamos: *Por que mesmo eu comprei aquela roupa, se nunca gostei daquela cor?*

Muitos já passaram pela fase do preto, do cinza, do castanho e do marrom-escuro, dando às vezes um pequeno espaço para o verde-oliva, um período que pode durar anos, ou prolongar-se por uma vida inteira. Alguns, após anos nessa fase, decidem mudar. No início, não é muito fácil o uso de cores vivas e claras, por isso sugere-se que se faça aos poucos uma composição de preto e cinza com rosa, ou com tons de azul ou verde, e, assim, ir despindo os tons escuros, para se acostumar a sentir e vibrar em sintonia com as frequências vibracionais dessas cores.

Todos um dia já pensamos: *Minha vida está sem cor.* Uma vida sem cor é uma vida sem luz. Existem muitas pessoas maravilhosas e cultas que usam roupas neutras, mescladas com preto, que moram em casas sombrias, escuras, e no ambiente de trabalho usam poucas luzes e as cores seguem os tons de madeira e cinza, pouco iluminados. Como reflexo dessas posturas, são pessoas tristes, amargas, deprimidas, frias, sérias, levemente agressivas nos relacionamentos. Essas pessoas, pelo simples fato de colocarem mais luz e cor em suas vidas, reagem inicialmente as rejeitando, mas, se insistirem, vão, aos poucos, pela frequência vibracional benéfica e pela interferência das luzes terapêuticas, mudando, flexibilizando mais suas vidas e formas de ser.

Existem também as cores e tendências de moda, estilo, gosto, preferências e rituais. Essas cores ditam a tendência de um período e tendem a desaparecer. Na verdade, a escolha das cores para as roupas é uma questão de preferência individual, mesclada com tendências do momento e influenciada por vivências que vêm desde a infância e que, muitas vezes, ficam profundamente enraizadas em nossos pensamentos e sentimentos. Por isso é importante entender o significado de cada cor, mas não da forma como muitos livros de Cromoterapia preconizam, afirmando que tal cor serve para tal coisa, e assim por diante. Na verdade, nenhuma cor serve para algo em especial, ao mesmo tempo em que pode, sim, servir para tudo e muito mais, mas, para tal, devemos levar em consideração a frequência vibracional de cada cor e como ela irá atuar em seu ambiente e entorno. Ao entendermos o significado, a frequência de cada cor e suas composições, poderemos melhor utilizá-las em roupas e acessórios nos locais e eventos que frequentamos.

As cores vibram em uma determinada frequência, a partir dos tons e luminosidades que lhes são aferidas; por isso, em situações diferentes, podem mudar sua ação e indicação. Nós temos que ter essa consciência para decidir acertadamente que tipo de roupa e cor iremos usar, por exemplo, em uma entrevista de emprego, em uma reunião de negócios, em uma festinha em família ou, ainda, em um encontro amoroso. Para cada situação, o fator psicológico e ambiental muda, e as cores, com suas frequências, podem causar um impacto positivo ou negativo.

Vamos, então, a um apanhado das muitas pesquisas de profissionais da psicologia das cores e de estilistas de moda. Resumimos algumas dicas compartilhadas por esses profissionais que observam, estudam e lidam com a aparência, a essência e a escolha de roupas e cores para momentos diferentes no palco da vida. Essas informações não são definitivas, seguem apenas as orientações e opiniões desses profissionais.

No trabalho, em empresas ou em outros locais relacionados com a carreira profissional: a maioria dos especialistas orienta a não usar muita cor e acessórios coloridos e chamativos. Todos concordam que, nesses casos, menos é mais, por isso recomendam o uso do preto, mas não apenas ele, pois dá um ar muito sóbrio. Sugerem equilibrá-lo com branco, bege ou outra cor neutra. É possível, inclusive, jogar o preto com cores quentes, como, por exemplo, um *blaser* vermelho com uma blusa preta.

Para momentos de relaxamento, introspecção, aulas de Yoga, encontros de meditação, cursos de terapias e encontros holísticos, o azul-índigo em batas e calças saruel facilita muito, pela sua frequência vibracional, as conexões com dimensões internas mais sutis, tornando tudo mais leve e fluido. As cores violeta e lilás também vibram e proporcionam ligações com a alma e suas buscas espirituais. Vale ainda jogar sobre os ombros xales e mantas dessas cores ou de cores vibrantes para trazer uma energia de aterramento.

Para encontros amorosos ou até mesmo entre amigos, se fôssemos seguir as orientações da Cromoterapia clássica, penderíamos para a cor rosa, que tem uma frequência vibracional de abertura e amorosidade. Na verdade, nesse aspecto, devemos seguir muito o que ditam nosso coração e nossa intuição, com que cor e vestimenta me sinto bem, mais seguro, à vontade e feliz. E, claro, não podemos negar que os tons de rosa, como rosa antigo, rosa-*pink*, entre outros, podendo ser mesclados com o verde, além de formarem uma boa combinação de cores, têm uma frequência vibracional complementar de expansão e alegria com amorosidade.

Quando vamos ficar em casa, é importante escolher roupas e cores para conviver em família, e nesse caso a cor verde é uma das que vibram numa frequência de aconchego, natureza, início e renovação. São indicadas camisetas confortáveis verde-esmeralda ou em tom de verde que possa ser mesclado e conjugado com peças de tons mais neutros, e ainda adotar o uso do verde com o rosa – família e afetividade.

Para passeios fora de casa, encontros com amigos, idas ao *shopping*, sugere-se o cinza, que é uma cor que vibra numa frequência de equilíbrio, podendo ser conjugada com outras cores que dão alegria e leveza, como amarelo, laranja e até mesmo verde, ou com cores mais quentes, como os tons de vermelho, ou com tons mais frios de azul, que também são indicados para viagens, aeroportos e celebrações religiosas ou cívicas.

Existe uma cor que, quando usada, passa uma sensação de prosperidade, segurança e felicidade: a cor púrpura. Na verdade, a frequência vibracional dessa cor está em conexão com a abundância e com a riqueza. É importante usar a peça de roupa principal nessa cor; em ocasiões de fechamento de negócios, reuniões importantes, coquetéis de empresas ou inauguração de um novo negócio, a escolha dessa cor com tecidos nobres, como a seda, faz toda a diferença no momento de se apresentar bem.

A adoção da cor vermelha, que é uma cor forte, poderosa, vibrante e iluminada, é recomendada em ocasiões especiais, em que se quer ser visto e receber aprovação, reconhecimento. É uma cor para subir ao palco, para palestras, recebimento de prêmios ou festejar seu aniversário, procurando passar uma imagem de jovialidade e força.

Agora, voltemos a falar do uso do branco, mas não mais para encontros religiosos ou rituais pelo mundo. Vamos falar do branco pelo branco, geralmente usado no cotidiano como peça principal. Pessoas de mentes claras e brilhantes assumem muito bem o branco em suas vidas, e essa cor, por refletir todas as luzes e cores, abre um mundo de possibilidades e criatividade. Roupas brancas são muito indicadas no início de projetos, de parcerias para um novo negócio, para sentar e meditar em busca de *insights* e soluções para algo novo que se está buscando criar ou projetar.

Já mencionamos, mas convém ressaltar, o estudo da Cromosofia, que é a ciência que estuda as cores e sua influência na psique humana. É por meio desse estudo que surgem as orientações de uso das cores adequadas para determinados ambientes e momentos. Sem esquecer que, apesar de preferirmos algumas cores e rejeitarmos outras, existem momentos na vida em que nossa forma de ser e sentir atrai cores e vibrações frequenciais que antes não teríamos escolhido. Por isso a importância de vestir uma cor e parar diante de um espelho, fitar sua imagem, olhar-se nos olhos, sorrir e se questionar: *Estou me sentindo bem? Estou me sentindo à vontade com esta roupa e cor?*

Se a pessoa que te olha através do espelho passar uma imagem feliz, segura e contente com o que vê, dê mais um sorriso iluminado e siga em frente, sabendo que está vestindo a roupa e a cor certas, independentemente de moda ou estilo.

Capítulo 19
Tabela das cores e sua aplicação terapêutica

Diante de uma tabela de cores e sua aplicação terapêutica, sempre temos que levar em consideração as preferências, que mudam muito a indicação e a aplicabilidade de determinadas cores em uma terapia com luzes e cores. Vai depender muito da energia que se está querendo trabalhar. As cores azul e verde são as preferidas e mais utilizadas para projeção de luz e cores em cabines de tratamento cromoterápico; pode-se iniciar uma terapia com essas cores e, durante a sessão, utilizar o rosa e o violeta, para trazer mais afetividade para o momento e transmutar as energias densas. Na fase de encerramento de um atendimento, as cores amarela e laranja são muito bem indicadas, para despertar, ativar e trazer a pessoa de volta para o aqui e agora, pois em um atendimento, muitas vezes, a pessoa entra em relaxamento profundo, através da projeção de luzes e cores, e no fechamento, cores vibrantes, como amarelo, laranja e azul-turquesa, trazem de volta a pessoa, tornando-a mais ativa e presente.

Vamos discorrer um pouco sobre as indicações terapêuticas e outras peculiaridades dessas cores citadas como preferidas e também sobre as rejeitadas.

O azul é uma cor considerada sedativa, analgésica e calmante. Traz a sensação de paz, relaxamento e serenidade. Atua no Sistema Nervoso Central, proporciona sensação de frescor e é adstringente. Excelente para vitalizar as glândulas tireoide e paratireoide, bem como os órgãos da garganta e do sistema respiratório. Indicada para inflamações, como febre, amigdalite, faringite, queimaduras, nervosismo e insônia. A cor azul é contraindicada para depressão, fadiga e resfriados.

O azul se apresenta de diferentes formas, dentre elas: azul-anil, azul-bebê, azul-brilhante, azul-caribe, azul-celeste, azul-claro, azul-cobalto, azul da Prússia, azul de genciana, azul-desmaiado, azul-egípcio, azul-elétrico, azul-esverdeado, azul-*jeans*, azul-lápis-lazuli, azul-lavanda, azul-magenta, azul-mar, azul-noite, azul-oriental, azul-pastel, azul-petróleo, azul-piscina, e outras cores que têm ligação frequencial com o azul, como o índigo, o turquesa e o azul-esmeralda.

Desde que foram tiradas fotos da Terra, ela passou a ser chamada de Planeta Azul. A água é transparente, sem cor, mas os mares e os rios, quanto mais profundos forem, mais azuis suas águas parecerão, pois, com o aumento da profundidade, todas as cores se dissolvem no azul. Hoje, dentro do estudo das cores, se sabe que o azul é gerado pela reprodução infinita de qualquer material transparente, como o azul do céu; por isso é considerada a cor das dimensões ilimitadas. Em uma terapia holística, quando se trabalha em várias dimensões e frequências altas, quando o ambiente todo é envolvido na cor azul, propicia o acesso a essas esferas mais sutis e espirituais.

A tinta mais cara do mundo, cujo litro custa cerca de 15.400 euros, é da cor azul-ultramarinho, conhecido pelos pintores como azul-luminoso. Para a produção dessa cor, é utilizado o pigmento de uma pedra semipreciosa, o lápis-lazuli, pedra de um azul-profundo com veios brancos e dourados. Os quadros mais caros da Idade Média eram avaliados pela quantidade de azul-ultramarinho presente nas telas.

A cor azul foi usada através dos tempos com os mais diversos significados, como: azul de raiva; azul de fome; azul de susto; azul de frio; olhar o mundo com olhos azuis, que seria ver tudo de forma bela e positiva ou, ainda, de forma ingênua. O azul também é considerado a cor da saudade; na Alemanha, chamam as histórias mentirosas de *fábulas azuis*; quando está tudo azul, está tudo bem, tudo ótimo.

O azul, por ter uma frequência vibracional adstringente, por sua projeção, tem uma energia de limpeza e uma ação frequencial bactericida. Vários tipos de micróbios, observados por microscópio, se afastam dos feixes de cor azul projetados na lâmina, decorrendo daí a adoção do azul em salas de cirurgia e corredores de hospitais.

Apesar de ser considerada uma cor fria, o azul, quando presente em ambientes fechados, dá uma sensação de amplitude e tranquilidade. Meditar sobre uma abóboda azul-celeste proporciona momentos de relaxamento e repouso mental, acalma as mentes agitadas e estressadas.

A cor vermelha, pela sua frequência vibracional, tem uma ação ativadora da circulação e do sistema nervoso, ajuda na liberação de adrenalina e combate os sintomas de frio, como tremores e calafrios. Indicada nos casos de depressão e cansaço, por ser uma cor revigorante e energética. Também muito usada como coadjuvante em casos de anemia, má circulação, pressão baixa, reumatismo, resfriado e bronquite. A cor vermelha é contraindicada para pessoas coléricas, com temperamento irritadiço, febre e hipertensão.

Os tipos mais conhecidos de vermelho são: vermelho-claro, vermelho-chama, vermelho-carne, vermelho-carmim, vermelho -*bordeaux*, vermelho-aurora, vermelho-cereja, vermelho-coral, vermelho-escarlate, vermelho-fluorescente, vermelho-framboesa, vermelho-gerânio, vermelho-grená, vermelho-lábios, vermelho-jaspe, vermelho-púrpura, castanho-avermelhado, e ainda alguns derivados dos tons de vermelho, como fúcsia, magenta, ocre, *pink*, salmão e terracota.

Em muitas línguas, a palavra que significa "colorido" é a mesma que designa "vermelho", como, por exemplo, no espanhol: *colorado*. Para os esquimós, sangue quer dizer vermelho. O fogo e o sangue são dois elementos ligados ao vermelho em várias culturas no mundo. Mas é preciso lembrar que a psicologia das cores afirma que os efeitos das cores não são congênitos, assim como a linguagem também não é. Nós aprendemos, desde pequenos, símbolos e significados que vão sendo interiorizados, dando a impressão de serem inatos.

Dois sentimentos antagônicos são muitas vezes identificados com a cor vermelha: amor e ódio. Vermelho de paixão, corações vermelhos para sinalizar amor. Ao mesmo tempo, ficamos vermelhos de raiva, enxergamos tudo vermelho quando estamos com ódio. Por outro lado, em muitos países, o vermelho simboliza a cor da felicidade. Na China, por exemplo, os restaurantes, onde as pessoas têm o hábito de festejar acontecimentos felizes, na sua maioria são pintados com muito vermelho. Como é considerada a cor da alegria, as crianças vestem roupas vermelhas frequentemente, as mulheres chinesas casam vestidas com essa cor, assim como as indianas, uma vez que o vermelho é a cor sagrada de Lakshmi, deusa indiana da beleza e da riqueza.

Na Idade Média, os bebês, ao nascerem, eram vestidos com cores claras, mas, logo após o nascimento, recebiam uma toquinha vermelha, para se protegerem do mau-olhado. Lembram-se da história da Chapeuzinho Vermelho? Dizem os historiadores de contos de fadas que esse chapéu vermelho era usado para proteger a menina do Lobo Mau. Também o uso de longos mantos vermelho-escarlate, cobrindo o corpo, era sinal de poder e aristocracia, em muitos países da Europa na Idade Média, pois somente os nobres e ricos podiam usar essa cor.

Existem algumas ligações entre o uso da cor vermelha e o aumento da sexualidade; por exemplo, uma tênue luz vermelha no ambiente cria uma atmosfera sedutora e sensual. No passado, as mães costumavam advertir as filhas a não usarem a cor vermelha, pois ela era – e ainda é, em alguns locais – considerada a cor típica das meretrizes.

O vermelho também é o símbolo das correções; todos os estudantes sabem que uma nota vermelha é um alerta negativo. Quando uma empresa faz cortes no orçamento, demitindo empregados, costuma-se dizer: *O lápis vermelho fez mais uma vítima. Estamos operando no vermelho*, isto é, estamos trabalhando com prejuízo. Ou seja, as marcações vermelhas soam como sinais de alerta.

A adoção do vermelho por empresas e em propagandas denota dinamismo, poder, coragem, energia e vitalidade, como alguns rótulos da Coca-Cola, do cigarro Marlboro e os uniformes de alguns jogadores de esportes mais radicais e lutadores de boxe. Enfim, quando se quer passar uma imagem de força, coragem e poder, essa é a cor preferida e mais adotada.

As cores amarela e laranja, por sua frequência vibracional de alegria e ativação, são energizantes, auxiliam as pessoas reprimidas, tímidas, com autoestima baixa, e ainda estimulam a mente para a criatividade e novas ideias.

O laranja é indicado nos casos de enfermidade nos rins, no baço, em artrites, obesidade e problemas respiratórios. Estimula o sistema respiratório e a fixação de cálcio. É contraindicado para pessoas que sofrem de insônia, assim como o amarelo.

A cor amarela, por sua ação de reativar e purificar, atua no sistema nervoso, melhorando as neuroconexões, revitalizando e acelerando as sinapses, melhorando a memória e o raciocínio. Excelente para o coração e para os sistemas circulatório e imunológico. Indicada nos casos de indigestão, constipação intestinal, problemas no fígado, diabetes e também para depressão. A cor amarela é contraindicada para casos de excitação mental, nervosismo, diarreia, gastrite e alcoolismo.

Existem muitos tons de amarelo: amarelo-açafrão, amarelo-âmbar, amarelo-alerta, amarelo-areia, amarelo-bambu, amarelo-berrante, amarelo-canário, amarelo-champanhe, amarelo-cítrico, amarelo-gema, amarelo-indiano, amarelo-manteiga, amarelo-ocre, amarelo-palha, amarelo-ouro, e ainda outros tons que se referem ao amarelo, como loiro-palha, ocre, topázio, linho e hélio para o amarelo dos raios solares.

Quanto às preferências, o amarelo não é a escolha da maioria dos jovens. Já as pessoas mais idosas, com o avançar dos anos, vão dando preferência para as cores mais luminosas, e entre elas os tons de amarelo. Fico a me questionar, se o amarelo lembra o sol, a luz e o ouro, por que não é uma das cores mais apreciadas?

Junto com o vermelho e o azul, o amarelo é uma cor primária, e é considerado uma cor bem instável, pois basta uma pequena pitada de vermelho para tornar-se laranja, ou uma pequena quantidade de azul para transformar-se em verde.

Hastear uma bandeira amarela em um navio significa que há epidemia a bordo e ninguém pode deixar a embarcação ou subir nela. Na Idade Média, uma vila com bandeiras amarelas hasteadas nos portões avisava que ali havia eclodido uma peste, e que se devia manter distância. Quando um juiz, durante um jogo de futebol, apresenta um cartão amarelo, está dando uma advertência. Na Psicologia, é considerada a cor que simboliza o otimismo, a alegria. Na cultura popular, é usada em expressões do tipo *ficar amarelo de irritação, ficar amarelo de inveja* ou, ainda, *dar um sorriso amarelo.*

Uma tinta amarela famosa no mundo todo é o açafrão, cujo quilo pode tingir 10 quilos de lã. Para se obter um quilo desse corante, se faz necessário que sejam cultivados imensos campos de açafrão, com cerca de cem a duzentas mil flores, resultando em uma colheita difícil e cansativa, pois só os estames é que serão utilizados na confecção da tinta.

Os tons de laranja se manifestam quando o amarelo se torna açafrão, amarelo-cenoura, cor de telha, cor de tangerina, cor de damasco, laranja-pastel, laranja-persa e ocre-dourado, que se refere ao laranja-vibrante.

Van Gogh, que foi eternizado por seus girassóis amarelos, afirmou não existir a cor laranja sem o azul. Na verdade, o laranja é uma cor complementar do azul. O azul é uma cor com frequências voltadas para o espiritual, a reflexão e o silêncio, e seu polo oposto é a cor laranja, a cor do lúdico, da alegria de viver, do entusiasmo, uma cor ruidosa e alegre.

Na China, a cor amarela é símbolo da perfeição e da nobreza; o vermelho é a cor do poder e da felicidade, e o laranja, que é a absorção dessas duas cores – vermelho e amarelo, perfeição e felicidade –, é considerado a cor da transformação, que abre para uma nova filosofia de vida, ligada também ao entusiasmo e representada pelo fogo do vermelho e pela luz do amarelo. No budismo, o laranja, cor do açafrão, é a cor da iluminação, do mais alto grau de perfeição e entrega devocional. A bandeira da Índia é laranja ou açafrão, branco e verde, e no Tibete o Dalai Lama está sempre vestido com tons derivados do laranja.

A cor verde, por sua frequência vibracional, tem ação descongestionante no corpo físico, energia de limpeza, sensação de equilíbrio, harmonia e renovação. Tem uma ligação importante com o chakra cardíaco, equilibrando a pressão sanguínea e os batimentos de sístole e diástole do coração. É indicada para reduzir a hipertensão e os problemas emocionais e ativa o crescimento em crianças que usam roupas dessa cor. Como cor terapêutica, estimula o pâncreas, baixa a febre, vitaliza os sistemas digestivo e urinário e também auxilia no tratamento do câncer. Verde é uma cor que não tem contraindicação.

Mais recentemente, a cor verde tornou-se uma receita médica, como os famosos banhos de floresta, ou *shinrin-yoku*, em japonês. É uma forma de terapia inundar-se de verde, ao entrar em contato direto com a natureza. Essa técnica foi desenvolvida no Japão, com o objetivo de levar as pessoas a saírem de suas casas e ficarem por algum tempo imersas em um espaço verde, o que faz bem ao corpo e à mente. Atualmente, a técnica é usada como forma de medicina preventiva, com diminuição do cortisol, o principal hormônio causador do estresse e da pressão arterial, além de melhorar a concentração e elevar a imunidade. Através do oxigênio puro, dos íons negativos, que num ambiente natural são abundantes, a simples contemplação da cor verde nos campos e matas já é altamente curativa e terapêutica.

Alguns tons de verde mais conhecidos são: verde-azulado, verde-bile, verde-cobalto, verde-convés, verde-duende, verde-oliva, verde-folha, verde-jade, verde-limo, verde-maçã, verde-mate, verde-pastel, verde-pavão, verde-petróleo, verde-pistache, verde-samambaia, verde-semáforo, verde-água, verde-esmeralda, verde-mar, verde-musgo, e outros que lembram o verde em suas cores, como as cores turquesa, cáqui, verde-exército e verde-garrafa.

Enquanto o vermelho dá a impressão de proximidade e o azul, de distância, dentro da perspectiva das cores, o verde é considerado a cor do meio, a cor intermediária. Da mesma forma, enquanto o vermelho é quente, o azul é frio, e o verde é ameno e agradável. Na Psicologia, o vermelho é uma mente ativa, o azul é uma mente passiva e o verde é uma mente tranquila.

Tudo que é verde, em princípio, transmite uma sensação de frescor, de algo novo, como atestam as expressões madeira verde, referindo-se a uma madeira recém-cortada, e anos verdes, referindo-se à juventude. No mundo vegetal, o estado de imaturidade de uma fruta ou legume é representado pelo verde, que, conforme seu amadurecimento, transforma-se, geralmente, em amarelo ou vermelho. Na natureza, o inverso nunca acontece; não é possível atingir a maturidade chegando à cor verde depois de passar por outras cores. O mesmo se dá com os sentimentos, que desabrocham aos poucos, como afirma a poesia do folclore popular português: *Nossa relação ainda está verde, vamos assumir um compromisso mais sério quando tudo estiver cor-de-rosa.* Vejam que interessante a menção às duas cores do chakra cardíaco, verde e rosa.

Também no mundo das plantas, se diz que uma pessoa tem o dedo verde, quando tudo que ela semeia ou planta nasce e cresce com vigor. Além disso, o verde é a cor da esperança para muitas civilizações. Os pintores, quando queriam representar confiança, pintavam em suas telas os personagens com vestimentas verdes, que inspiravam confiança e integridade. Era a cor favorita do profeta Maomé, que usava roupas e turbantes verdes.

Agora, uma curiosidade um tanto filosófica sobre a cor verde: quando Maomé difundia as revelações divinas através do *Corão*, em suas profecias dizia que todos que conduzissem suas vidas de forma a agradar a Deus, como recompensa às entregas devocionais, encontrariam a sua espera um *paraíso verde* com paisagens lindíssimas, campos e florestas luxuriantes. Seria como possuir um *oásis eterno*, um paraíso cuja cor seria o verde, ideia que enchia o povo árabe de alegria, devoção e entusiasmo, pois viviam num deserto árido e seco.

Mais uma curiosidade, desta vez triste e lamentável: os tons de verde, em contato com as sombras, perdem sua luz e se tornam opacos, escuros. No início do século XIX, dissolvendo-se chapas de cobre com arsênico, foi criado um lindíssimo tom de verde, que mantinha sua luminosidade mesmo na sombra ou na luz artificial. Foi chamado de Verde de Leipzig ou Verde Suíço, para disfarçar sua origem perigosa, pois era uma tinta venenosa, devido ao arsênico que a compunha, um veneno muito forte, que se dissolve com a umidade e evapora.

Há uma história, que não é contada nos livros, sobre esse verde, que era a cor predileta de Napoleão Bonaparte. Em seu exílio em Santa Helena, ele pediu que seu quarto fosse decorado com essa cor. Os tapetes, as cortinas, os dosséis da cama, tudo verde. Muitos anos depois, alguns químicos franceses, ao examinarem os restos mortais de Napoleão, para investigar do que realmente ele havia morrido, descobriram uma grande quantidade de arsênico em seus cabelos e unhas. Então, Napoleão não foi envenenado pelos guardas, como conta a história, mas sim pelos tapetes e cortinas com seu verde luminoso. Foi sua própria opção de adotar sua cor preferida na prisão que o levou à morte.

Hoje, em pleno terceiro milênio, ainda temos esses pigmentos venenosos e tóxicos entrando em nossas casas através de comprimidos e cápsulas coloridos, balas e bebidas para crianças com cores luminosas, um crime, que os pais ignoram e continuam comprando para atender os pedidos de seus filhos. Todo alimento fluorescente é altamente tóxico e venenoso.

Mas existe o lado lindo e positivo da cor verde: quando *alguém dá sinal verde a outro alguém, está sinalizando que o apoia*. As pessoas que estão *passando por uma onda verde* estão vivendo sucesso após sucesso em sua vida. Ou ainda, para dizer que tudo está em ordem, diz-se que *está em área verde*. Também o *Green Card* norte-americano dá ao turista sinal verde para visitar os Estados Unidos.

A cor violeta, mistura do azul com o rosa, tranquiliza e acalma as frequências vibracionais do coração, estimula o metabolismo, é anti-inflamatória, diminui a pressão sanguínea e combate o estresse. Por ser considerada uma cor que transmuta a energia positivamente, é muito adotada em consultórios de Psicologia, para tratar todas as formas de neuroses. Um ambiente inundado pela cor da luz violeta equilibra e acalma, dá uma sensação de paz e serenidade. Indicada para meditação, tratamento de moléstias mentais, câncer, raquitismo e bexiga, atuando como cicatrizante e anestésico, especialmente das dores agudas de uma cistite. Atua no Sistema Nervoso Central para deixar a mente mais serena. Indicada para o tratamento de todas as dores e ainda para as enfermidades dos ouvidos. A cor violeta não apresenta contraindicação.

As cores e os tons que se referem à cor violeta são: azul-ameixa, azul-violáceo, berinjela, ametista, lavanda, lilás, lilás-igreja, magenta, roxo, ultravioleta, púrpura, violeta-cobalto, violeta-cristal e violeta-ultramarinho, cor que se forma no horizonte dos oceanos ao entardecer.

A cor violeta, segundo muitos artistas, é a cor que une os opostos, pois é a mistura do vermelho com o azul, ou seja, do masculino com o feminino, do físico com o espiritual. Os pintores, para transmitir situações de poder e força dos opostos, adotavam a cor violeta em seus quadros. Além disso, a cor violeta, por sua frequência vibracional, passa a sensação de que quem a usa é uma pessoa de caráter voluntarioso, temperamento forte e decidido.

A cor derivada do violeta, que é mundialmente considerada pelos estilistas, que confere *status* e dignidade, é a cor *púrpura*, uma mistura de vermelho luminoso com tons azulados. As cadeiras dos monarcas, quando eram coroados, eram cobertas pela cor púrpura, assim como os mantos que os cobriam até chegarem ao altar. É a cor da nobreza. Os tecidos em veludo na cor púrpura dão sensação de poder, elegância e riqueza.

Muitos autores descrevem os olhos da lindíssima atriz Elizabeth Taylor como sendo púrpura-violáceos. Na verdade, a cor de seus olhos era de um violeta-lavanda, não perdendo por isso a beleza e o magnetismo que encantaram as pessoas nos cinemas do mundo todo.

Para se obter a cor púrpura original, é necessário retirar o muco secretado por um tipo de caramujo que vive em rochedos junto ao mar. Os índios mexicanos ainda fazem isso para produzir esse pigmento. Imaginem que, na Idade Média, para tingir o manto de uma coroação, eram necessários cerca de três milhões de caramujos, e que, embora os caramujos fossem abundantes e a mão de obra, barata, um quilo do fio de cor púrpura custava vinte vezes mais do que outras cores e pigmentos. Um metro de seda na cor púrpura custava o equivalente a duas ou três barras de ouro. No Império Romano, somente o imperador, sua mulher e seu herdeiro podiam usar vestimentas na cor púrpura.

Voltemos à cor original, o violeta, que também é símbolo da humildade e da simplicidade, e por isso as *violetas* dos campos e jardins receberam esse nome, pois sua forma desperta o sentido de humildade, modéstia e recato.

A cor ametista, derivada do cristal, protegia quem a usasse dos males de uma bebedeira. Mas será que essa cor oferece mesmo esse tipo de proteção? É o que encontramos em muitos livros sobre o tema, mas vamos à verdade: antigamente, nas grandes festividades, eram adotadas taças de cristal de ametista polida, e quem quisesse permanecer sóbrio podia prosseguir no banquete bebendo apenas água, sem que ninguém percebesse, pois a cor violeta fazia com que a água tivesse a mesma cor do vinho; então, as pessoas bebiam a noite toda e não ficavam alcoolizadas, surgindo daí a afirmação de que as pedras de ametista protegem de uma bebedeira.

Já o fato de os cardeais e bispos receberem do Papa um anel de ametista tem outro significado, pois o objetivo era transmitir sobriedade e humildade. Na verdade, os portadores desse anel não eram nada humildes, pois obrigavam o povo a beijar a pedra como símbolo de submissão e aceitação de seu poder junto à Igreja, hábito que perdurou até meados do século passado.

Hoje, quando alguém usa roupas na cor violeta, já não nos reportamos a humildade, simplicidade ou recato, pois vestes dessa cor são percebidas como extravagantes, e a pessoa que as usa é vista como alguém sem preconceitos. É realmente uma pessoa com personalidade forte, que não está preocupada com o que os outros pensam a seu respeito, muitas vezes sem nem mesmo saber que as frequências vibracionais dessa cor transmutam e equilibram positivamente tudo a sua volta.

Existe um perfume da Dior que vem em um frasco de uma cor verde intensa em uma embalagem violeta. Esse perfume chama-se *Poison*, palavra inglesa para veneno, o que não significa que seja um perfume venenoso, mas sim perigosamente arrebatador. As cores violeta e lilás sempre foram as preferidas para embrulhar tabletes de chocolate, como os da Cadbury e Milka, que tem uma vaquinha lilás, simbolizando a cor dos doces pecados. Também é a cor dos magos e da magia, presente na capa do Mago Merlin. O chakra coronário, que faz as conexões com o mundo sutil, vibra na frequência da cor violeta.

O lilás é a mistura do violeta com o branco, tornando-se uma forma de violeta em tom pastel. É muito usado por arquitetos na decoração de interiores, que muitas vezes pintam uma parede de violeta, outras três de lilás e o teto de branco para dar sensação de amplitude. Um espaço pintado dessa forma transmite relaxamento, paz e silêncio. Uma ótima combinação para ser adotada em cabines de terapias integrativas e complementares.

E o preto e o branco são cores? Vamos desvendar esse questionamento, que há décadas é acompanhado de muitas respostas.

O preto é uma cor sem cor, isto é, pode ser formado por uma mistura de algumas cores, mas, como todos os teóricos físicos e artistas afirmam, não tem uma cor definida. O branco é o começo do espectro e o preto é o fim. O branco é composto por todas as cores da luz, o preto é ausência de luz. O preto mais escuro do mundo é obtido pela ausência absoluta da luz, onde não se reflete nada, nenhuma cor, somente obscuridade. Mas, ainda assim, no uso cotidiano, o preto é aceito como uma cor.

Vamos, então, aos tons de preto mais conhecidos: preto-alcatrão, preto-ardósia, preto-asfalto, preto-azulado, preto-breu, preto-carvão, preto-cinzento, preto-diamante, preto-fuligem, preto-ébano, preto-esverdeado, preto-grafite, preto-ônix, preto-turmalina e preto-veludo, que é considerado o preto mais escuro de todos.

Na cultura popular, o preto (ou negro) costuma ter um significado negativo, como nas expressões *dias negros*, *ovelha negra*, *humor negro* e *gato preto*, que dá azar. O preto foi oficializado por muitas culturas como a cor do luto, mas, nesses momentos, mais importante que a cor, é que a roupa cause impressão solene de respeito e tristeza.

As cores preta e violeta, juntas, retomam simbolicamente a magia, o que está oculto, as filosofias herméticas, a alquimia, sendo que esta, a *alchemia*, era originariamente considerada a *arte negra*, assim denominada porque a palavra *chemi*, em árabe, significa *preto*. Contudo, a alquimia não é, em princípio, algo negativo. Inclusive, o acorde preto e violeta simboliza as forças ocultas da mãe natureza, como um poder vibracional intrínseco das duas cores.

A cor preta combina melhor com pessoas mais novas, pois deixa transparecer com mais nitidez a pele jovem, ressaltando-a. Cada vez mais, os jovens vêm optando pelo uso de peças básicas pretas, tanto para o dia quanto para a noite, harmonizando-as com branco, bege ou outras cores mais coloridas do espectro. Por ressaltar a pele, o preto não cai muito bem em pessoas idosas, pois faz com que pareçam mais envelhecidas do que realmente são, realçando as rugas e a flacidez. Portanto, quanto mais idade uma pessoa tiver, mais velha ela parecerá se usar roupas pretas.

E a cor branca? O branco é mesmo uma cor?

A melhor explicação para essa questão ensina que a soma de todas as cores do arco-íris é branca. Ou que a luz branca, ao penetrar num prisma, se projeta nas sete cores do espectro solar. Ou ainda que, se um círculo com as sete cores do espectro for girado em alta velocidade, todas as cores desaparecem, restando somente a cor branca. Sendo assim, o branco não é uma cor, se estivermos falando das cores da luz do espectro, pois, para a Física, ele é a soma de todas as cores da luz.

Mas, quando falamos em tintas, cadinhos, misturas de cores e em iluminar ou clarear uma tela, existe, sim, a cor branca, uma das mais importantes para a pintura. Inclusive, é a cor mais usada, e seus tubos e vidros sempre são os maiores, pois são os mais procurados.

Os tons de branco iniciam pelo branco-albino, branco-cal, branco-cinzento, branco-creme, branco-alabastro, branco-dente, branco-diamante, branco-desmaiado, branco-farinha, branco-gelo, branco-gesso, branco-leite, branco-lua, branco-neve, branco-opala, branco-prata, branco-madrepérola, branco-marfim, ultrabranco e, ainda, o branco da alma. (Foi perguntado para mais de 10 mil pessoas, em várias partes do mundo, de que cor era a alma, e 95% responderam que era branca.)

Um acorde muito harmonioso de cores é formado pelo branco, pelo azul e pelo dourado, que são as cores da verdade, da honestidade e do bem. Um espaço religioso com essas três cores num altar, além de despertar a nobreza do dourado, o azul da espiritualidade e o branco do bem e da paz, passa uma imagem de santidade e pureza.

Popularmente, o preto e o branco são antagonistas. Por exemplo, uma mentira preta é uma mentira terrível, com consequências drásticas; já uma mentira branca é uma mentira cortês, caridosa. O mesmo pode ser dito de um dia preto, isto é, um dia ruim, feio, contrastando com um dia claro, isto é, um dia bonito, bom. Apenas com a mudança da cor, o sentido e o sentimento sobre a cena mudam radicalmente. Mas o que muitas crianças – e muitos adultos também – nunca conseguirão entender é por que as uvas verdes são chamadas de brancas e as roxas, de pretas.

Dentro da psicologia das cores, através da tipologia humana, desde a Idade Média já se postulava o vermelho para as pessoas de temperamento sanguíneo, o amarelo para os coléricos, o preto para os melancólicos e o branco para os fleumáticos, simbolizando que as pessoas fleumáticas tinham uma personalidade mais calma e tranquila.

O branco protagoniza as expressões: *tive um branco ao falar*, ou seja, tive um esquecimento, ou *este álbum ainda está em branco*, isto é, faltam as fotos, ou *ela não tem nenhuma mancha negra, somente branca, em seu passado*, ou *não poderíamos deixar passar em branco esta data*.

Antigamente, a cor da camisa servia como indicador de *status* profissional e social. Pessoas que tinham que trabalhar e sujar suas roupas usavam camisas azul-escuras, cinzas e beges; já os empresários e gerentes usavam camisas brancas. Assim, com o tempo, ficou estabelecido o símbolo dos colarinhos brancos para setores de comando e administrativos, transformando as camisas brancas e impecáveis em símbolo de poder e comando. Ainda hoje, uma camisa branca é símbolo de elegância e de alta posição social.

Os alimentos brancos, como a farinha e o açúcar, geralmente são descoloridos artificialmente, o que tem um atrativo contraditório: faz com que pareçam finos e puros quando, na verdade, são artificiais, pouco substanciosos e prejudicam o bom funcionamento do organismo. A mesma ideia ronda o branco dos vestidos das noivas, que surgiram no século XIX, como um símbolo de virgindade e pureza. Desde o final do milênio passado, não é mais observado esse detalhe, mas, ainda nos anos 1960, muitas igrejas no mundo ocidental, principalmente católicas, não casavam noivas de branco se estivessem grávidas ou sobre as quais se soubesse publicamente que não eram mais virgens.

Nesta sinfonia de luzes e cores, sabe-se hoje, graças à Física Quântica e seus conceitos de ondas e partículas, que, na subida ao palco da vida, a forma como as cores se apresentam para nós – fortes, coloridas, claras, opacas ou luminosas – é definida pela maneira como os átomos reagem e dançam frente aos nossos olhos, projetando frequências vibracionais belíssimas através de seus raios luminosos. Por isso, podemos afirmar com tranquilidade que uma vida colorida e luminosa é uma vida saudável e equilibrada, pois nenhum ser vivo sobrevive sem luz e cores.

Dentro da Física, estudamos que polos diferentes se atraem e se complementam. Portanto, para pessoas muito cerebrais, que utilizam os lóbulos frontais em raciocínios e considerações mentais, a cor azul-índigo é a que potencializa esses processos. Para pessoas mais sensíveis e amorosas, que vibram nas frequências vibracionais do cardíaco, as cores verde e rosa são as potencializadoras.

Pergunto: Como integrar esses dois polos distintos num mesmo corpo humano? Com frequências e cores vibracionais diferentes, e uma sendo mais forte e vibrante em sua ação? Como integrar de forma que, no final, elas atinjam um equilíbrio harmônico através da fluidez dos pensamentos das pessoas cerebrais, com os sentimentos e emoções das pessoas mais sensíveis e que vibram no coração? Transferimos esse desafio integrativo para a área da Psicologia Clínica, criando métodos e novas ferramentas para que, cada vez mais, os seres humanos atuem e vibrem em sintonia mente-coração, harmonizando os acordes cromoterápicos do azul com o rosa e o verde, ou seja, mente e coração, e somente assim a tão buscada inteligência emocional será acessada, agora com maior compreensão e fluidez, por meio dos conceitos da Bioneuroemoção.

Muitas pessoas têm grandes dificuldades de manter um relacionamento harmonioso, estão sempre discutindo e contestando, sentem-se rejeitadas, sofrem com baixa autoestima e, num contato mais amigável com outras, acabam sendo desconfiadas e agressivas. Para esses casos, podemos utilizar as projeções das cores rosa e azul, que são do cardíaco e laríngeo, e, ao misturá-las em uma visualização ativa, as transformamos em uma terceira cor, o lilás, que tem ação transmutadora, mudando todos os processos psicoemocionais da pessoa, melhorando muito seu humor e forma de ser e reagir.

Podemos, então, trabalhar com as tabelas de cores e adaptá-las para terapias específicas, como, por exemplo, visualização mental e projeção das cores sobre a pessoa, ou a adoção do Bastão de Atlante, para projetar suas luzes e cores através de ponteiras de cristal. Pode-se trabalhar de forma pontual, em pontos do corpo, nos chakras ou, ainda, em varredura sobre áreas maiores, para obter maior abrangência das cores.

Todos os órgãos possuem frequências características de vibrações das cores e uma aplicação específica para cada um deles potencializa os resultados, daí a importância de uma avalição detalhada antes de iniciar uma sessão cromoterápica. Quando se tem o objetivo de curar mal-estares ou doenças, somente uma mudança de frequência, com o aumento ou a diminuição da vibração no uso da cor, provocará, por um fator químico, mecânico ou térmico, uma reação de tonificação ou sedação. As células escolhem, seletivamente, as cores e suas vibrações benéficas, bem como rejeitam os raios e as vibrações desnecessárias.

Para registrar a atividade cardíaca e neuromuscular de seus astronautas no espaço, a NASA desenvolveu um aparelho de *Telemetria*, um dispositivo de transmissão de radiofrequência que captava esses sinais elétricos por meio de sensores com frequência modulada. A Dra. Valerie Hunt, para estudar e se aprofundar nos estudos de Cromoterapia, usou esse aparelho para estabelecer a vibração correta das cores em cada chakra e como elas atuam e fazem vibrar o dispositivo telemétrico, podendo, assim, medir as frequências de ondas de cada cor. A pesquisadora ainda utilizou aparelhos de eletroencefalografia para captar as reações eletromagnéticas do cérebro sob o estímulo de uma cor, mediu a atividade eletromagnética do coração com eletrocardiograma e a atividade neuromuscular com eletromiograma, medidas que ia catalogando sempre a partir da projeção de uma cor sobre a pessoa. Ao utilizar todos esses aparelhos e estudar por alguns anos as reações e as frequências vibracionais de cada cor, a Dra. Hunt tornou a Cromoterapia cientificamente comprovada e aceita pelo mundo acadêmico.

A Cromoterapia deu um salto quântico depois dos experimentos da Dra. Hunt, iniciando-se uma nova fase no mundo das terapias com luzes e cores. Muitos livros e teses de doutorado basearam seus estudos e comprovações da real influência das luzes e cores no âmbito da Psicologia, Biologia, Fisiologia e outras áreas correlatas. Dessa forma, surgiram as já conhecidas tabelas de aplicações cromoterápicas, que devem ser analisadas e usadas com muito cuidado, pois, assim como existem ótimos trabalhos de pesquisa e comprovações científicas, existem também muitas especulações, que prejudicam pesquisas sérias como as da Dra. Valerie Hunt.

A Cromoterapia e o uso das tabelas de cores para tratamentos específicos consta na relação das Terapias Integrativas ou Complementares reconhecidas pela Organização Mundial da Saúde (OMS), em 1976. Essa relação foi novamente ratificada pela OMS, em 1983, pelo seu diretor geral, Dr. Halfdan Mahler, e pelo diretor do Programa de Medicinas Tradicionais da OMS, Dr. Robert Bannerman.

Dessa forma, a Cromoterapia é hoje considerada um sistema terapêutico eficaz e comprovado, em que cores especiais e suas nuances e tonalidades são irradiadas para o corpo diretamente através da pele, em áreas pontuais, puntiformes, ou em extensões maiores. Suas ondas e vibrações energéticas efetuam uma harmonização de células, órgãos e sistemas, através de vias e feixes de luz que penetram no corpo. A potência de ação desse método terapêutico através das vibrações das cores, e suas múltiplas formas de aplicação, permite um tratamento individual, sensível e sem efeitos colaterais, e inclui todos os níveis corporais, mentais e espirituais.

Capítulo 20
As cores do arco-íris e suas propriedades fluídico-terapêuticas

Sempre que surge um arco-íris no horizonte, esta exclamação é feita com alegria e deslumbramento: *Olha, um arco-íris!* Ficamos encantados ao vê-lo, e junto com esse deslumbramento vêm alguns questionamentos: Como ele se forma? Por que se forma? O que simboliza eu estar neste momento vendo este arco-íris? Criamos mil explicações, suposições, mitos e histórias para contar e nos encantar, trazendo o sonho para a realidade.

Na verdade, um arco-íris é formado quando a luz solar atravessa as gotas de chuva, cujos pingos agem como minúsculos prismas, curvando a luz branca do sol, que realiza uma refração nas gotas de água, transformando-se num espectro de sete lindas cores. Então, essa luz tem uma dispersão entre a luz que entra na gota e a forma da gota, sua espessura, se é mais ácida ou tem elementos tóxicos (da atmosfera poluída da Terra), e, dependendo desses fatores, a intensidade da luminosidade das cores vai ser maior ou menor.

Por que um arco-íris se apresenta curvo, como um arco luminoso nos céus? Por que os raios de sol se apresentam em forma de cone? Podemos, de forma resumida, explicar que, de acordo com o ângulo de visão adotado, e como o raio de luz é em forma de cone, no contato com a gota da chuva, ou qualquer água, porque o arco-íris também pode se formar em uma cascata, sempre que o sol estiver por trás de onde se está enxergando a água, vai se formar um arco-íris, então ele se apresenta visualmente em forma de um arco porque é a metade de um cone só refletindo de onde estamos observando.

Em algumas cataratas, dependendo da posição do sol e da posição de quem está observando, é possível nesses mágicos instantes captar um arco-íris inteiro em forma de círculo, ou seja, dois arcos que se fecham. Muitos afirmam que quem tem esse privilégio deve entrar em meditação conectiva, pois está sendo sinalizado que está se encerrando um ciclo, e é nessa oportunidade única que deverá entregar-se e aproveitar as energias das luzes, cores e água, para abrir-se para um novo momento e ciclo existencial que se inicia.

Existe uma lenda que diz que, após a passagem de uma grande tempestade, sempre se forma no horizonte um lindo arco-íris, e tem um gnomo do local que cuida de um pote de ouro, localizado em uma das pontas do arco-íris. Muitos olham para esse arco de luz e cores, pensando em como acessar o local. Um fato interessante sobre o arco-íris é que nunca se consegue chegar perto dele, ele sempre vai estar longe, e por mais que se enxergue alguém ao longe embaixo do arco-íris, aquela pessoa estará enxergando o arco-íris de longe também. Simbolicamente, poderia afirmar que as pessoas estão na maioria das vezes buscando lá fora no horizonte, no futuro, longe, distante, o que sempre esteve junto, dentro de si, sua luz interior, o caminho é para dentro, e posso afirmar que essa busca do caminho do coração é um desafio muito grande e de difícil acesso, até o momento em que a pessoa decida parar de buscar fora de si essa luz, esse poder.

O professor Masaru Emoto, muito emocionado, quando falava da formação do arco-íris, e já lembrando suas famosas gotas d'água cristalizadas, dizia que um arco-íris com cores fortes e bem delineadas só se forma em locais de energia atmosférica pura, pois, quando o ar está poluído, com substâncias tóxicas e ácidas, suas cores ficam esmaecidas, e muitas vezes aparecem nos céus em contornos frágeis e mal delineados. E concluía dizendo: *Sempre que virem um lindo arco-íris com cores fortes e definidas, podem ter certeza de que esse local tem uma atmosfera pura, respirável e saudável.*

Voltando agora para a Cromoterapia na decoração de ambientes internos, deixaremos por instantes tudo que um arco-íris simboliza de energia e beleza lá fora no horizonte, e o traremos agora para dentro de casa. Pintar um arco-íris nas paredes, como decoração, fará com que a energia das cores de seu espectro atue cromoterapicamente de forma positiva no ambiente, que pode ser uma sala de espera ou um quarto de criança. Lembrando que as frequências vibracionais de suas cores despertam alegria, elevando a secreção de serotoninas e endorfinas.

Ainda sobre o tema luzes e cores no firmamento, não podemos deixar de mencionar dois outros lindos fenômenos cromáticos que acontecem no céu e que também estão ligados ao sol: a Aurora Boreal, no norte, e a Aurora Austral, no sul, no planeta Terra. Como elas acontecem, de que forma e por quê? São algo simples como fenômeno natural, mas um pouco complexo de definir e explicar, por isso, vamos por partes.

Iniciaremos pelo principal protagonista desse fenômeno, o sol. Ele está constantemente enviando para a Terra e arredores materiais trazidos por ventos solares, materiais que foram denominados pelos cientistas e astrônomos de *plasma solar*, eletromagneticamente formados por prótons, elétrons e neutrinos. Essa energia pura é constantemente enviada para nossa atmosfera, viajando centenas de quilômetros por segundo pelo sistema solar.

Quando os ventos solares, com toda essa energia cósmica (plasma solar), atingem o campo magnético da Terra, onde existe uma camada denominada *magnetosfera*, que é um campo eletromagnético que protege nosso planeta dos ventos solares e de outros resíduos do Cosmos que entram na *estratosfera*, provocando um impacto das partículas com os átomos da atmosfera, que por sua vez gerará uma reação física e química, esse campo de proteção, a magnetosfera, vai atrair toda essa energia formada pelas partículas para os polos Sul e Norte, e é nesse momento que ocorrem as explosões desses elementos, fazendo surgir as luzes da Aurora Boreal e da Aurora Austral, transformando os céus dos polos Sul e Norte em um dos fenômenos mais lindos e extasiantes dentre as tantas maravilhas que o firmamento de nosso planeta nos proporciona.

E, para aqueles que necessitam de explicações científicas, ao invés de entregarem-se ao fluir de luzes e cores em explosões energéticas incríveis, podemos acrescentar que os elétrons, quando penetram na atmosfera terrestre, encontram átomos de oxigênio e nitrogênio em altitudes de 32 a 320 quilômetros acima da superfície. Então, a cor das auroras depende dos átomos que colidem com os elétrons e da altitude em que se dá essa colisão, que provoca a explosão de luzes e cores. As moléculas de oxigênio projetam as cores verde e vermelha, em uma distância de até 240 quilômetros de altitude; as moléculas de nitrogênio projetam as cores azul, púrpura e violeta, desde uma distância de até 96 quilômetros de altitude.

Concluímos que as lindas luzes que se formam nas Auroras Boreal e Austral são geradas por um fenômeno magnético, enquanto as luzes de um arco-íris são um fenômeno óptico de refração de luzes e cores captadas pelo observador. Ambas lindas e com origens diferentes, mas tendo algo em comum: a beleza e o encantamento que proporcionam a quem tem a oportunidade de presenciá-las nos céus.

Capítulo 21
Cromofluidoterapia, o AMOR é a chave acionada pela intenção

Desde que comecei a escrever este livro, uma ideia se desenvolveu em minha mente e foi se agigantando com o passar dos dias, mas fui deixando para o próximo capítulo e para o próximo, e enfim cheguei ao final do livro, e é agora ou nunca, ou falo ou me calo. E como dizia minha mãe: Começou, agora termina; ajoelhou, tem que rezar.

Venho observando que uma *nova síndrome de transtorno de déficit de contato com as radiações solares* vem sendo implantada em todos os seres humanos, principalmente no Ocidente, a partir da desconexão com o sol, com suas luzes e cores. Seja pelo uso excessivo e desnecessário de filtros solares, seja pela forma de vida em grandes centros, em que 90% da população raras vezes toma a quantidade de sol mínima e necessária para ter suas funções vitais preservadas.

A maioria das pessoas sai cedo pela manhã em carros ou ônibus, direto para suas salas de trabalho, passa o dia enclausurada, muitas vezes fechada com ar-condicionado ligado, volta à tardinha ou à noite, em um trânsito altamente poluído por dióxido de carbono, chega em casa e se divide entre afazeres do lar, TV, computador e outros eletrônicos, até a hora de adormecer. E é nesse momento que começam os sintomas da síndrome de déficit do sol, pois, sem ter tomado o mínimo de radiação solar durante o dia, à noite a pessoa tem sua secreção de melatonina prejudicada e, consequentemente, insônia, noites maldormidas, dores nas articulações, entre outros. A população está adoecendo rapidamente com estresse, cansaço crônico, apatia, baixa imunidade, irritabilidade, medos, falta de paciência e tolerância, que se manifestam nas pequenas situações desse cotidiano já doentio.

Fica desde já meu apelo e advertência: Não deixe que as circunstâncias da vida transformem você em um ser doente devido à carência de luz solar. Seja você aquele *Ser* que transforma as circunstâncias, não aquele que é levado por elas para um caminho nada saudável e promissor. Seja a mudança, tire um momento todos os dias para receber luz solar e recarregar as baterias de Energia Vital; diga *sim* à vida, pois sem essa energia solar fundamental, o caminho é a doença e a extinção da vida.

No momento em que trazemos para dentro de nosso cotidiano a luz e as cores do espectro solar, estamos abrindo espaço para que os elementais e outros seres da natureza se aproximem e nos auxiliem nessa transformação. E lembre: o fato de algumas pessoas ainda não os verem não significa que eles não existem, pois, independentemente da percepção sensitiva, visual ou auditiva das pessoas, eles existem e querem viver e interagir conosco. Muitos ainda não os veem, mas estão começando a voltar a desenvolver o *sentir*, o intuir, a ficarem felizes e alegres como crianças junto à natureza, sentindo os raios do sol na pele.

Podemos atrair esses seres evoluidíssimos para nossa casa com pequenos atos, como ter uma fruteira sempre cheia e colorida em casa e voltar a sentir o *sabor* das coisas conscientemente. Sabem o que é isso? É o que 85% das pessoas não fazem, pois comem automaticamente, não prestam atenção no alimento, nas suas cores, nem trazem para a mente a presença do sentir o sabor, do mastigar e engolir, agradecendo aos seres da natureza e a Deus pelo alimento, pois saborear é conectar-se com os elementais, é sentir o prazer, perceber o gosto, e com alegria e gratidão, por meio dessa *ingestão consciente*, levar maior aporte de Energia Vital, aumentando a imunidade.

Precisamos voltar a saborear, não apenas os alimentos, mas também a alegria do contato com a natureza, colocar os pés descalços na grama, acariciar uma flor, sentir seu aroma, sorrir para os raios de sol que nos envolvem, abraçar uma árvore, sentar sobre uma pedra, acariciá-la, enfim, retornar a nossa essência, recuperar nossa vitalidade e alegria de viver nesses momentos simples, mágicos e únicos. Pois um ambiente fechado, sem luz natural, iluminado artificialmente, é um ambiente doente, insalubre. Temos que curar esse local, abrindo janelas e portas, deixando ar puro entrar e desligando o ar-condicionado, que produz um ar doentio, pobre e poluído – e nesse ar, elementais não ficam, pelo contrário, se afastam. Temos que trazer de volta a luz do espectro solar com suas cores, que são altamente bactericidas e fungicidas, e ao mesmo tempo ternas e amorosas.

Precisamos trazer os elementais de volta, junto com plantas, fontes, jarras coloridas de água saborizada, fruteiras com frutas e flores. Temos que organizar o ambiente da casa e do escritório, para receber esses seres Elohins, que trazem com eles a Energia Vital vibrante, participando de nossa essência existencial e nos auxiliando no processo evolutivo. Somente trazendo a natureza de volta para nosso cotidiano, estaremos realmente voltando para nossa verdadeira casa, tomando de forma natural e evolutiva o caminho do coração. E nesse processo de volta para casa, pelo retorno à Mãe Natureza, num misto de luz e cor, vamos adentrando e trazendo os abençoados e iluminados Mestres, Anjos, Arcanjos e Elohins, que inundam de luzes e cores, através dos Sete Raios, nosso planeta Terra há milênios, com maior intensidade e presença neste momento planetário, em que os humanos que aqui habitam começam a intuir, perceber e conectar-se com as frequências vibracionais altíssimas desses Mestres Ascencionados que, a cada dia, estão mais próximos de nossa vida e cotidiano. Vamos, em breves descrições, iniciá-los no conhecimento desses seres de luz e amor. E para aqueles que já os conhecem, sentem suas presenças e se comunicam, uma breve lembrança de todas as benesses que deles usufruímos.

O primeiro dos Sete Raios, de chama Azul, tem como Mestre El Morya, e como Arcanjo, Miguel. Através de sua chama, traz para a Terra o poder e a força de ter um *Deus interior em ação* em cada ser, nos ensinando como fazer bom uso desse poder Divino.

O segundo Raio, de chama Dourada, tem como Mestres Kuthumi e Confúcio, e como Arcanjo, Jofiel. Esse raio dourado vem ancorar a sabedoria e o discernimento, nos colocando sob a chama dourada para atingirmos a compreensão dos fatos evolutivos em nosso caminho rumo à iluminação.

Mas no que consiste essa sabedoria que os Mestres Kuthumi e Confúcio nos ensinam? Ela não consiste somente na posse de conhecimentos adquiridos através dos tempos; essa parte representa o saber. Dessa forma, uma pessoa pode ter uma grande cultura geral, isto é, um grande saber, mas carecer em absoluto de sabedoria. A sabedoria verdadeira se manifesta no ser humano quando este *ama o próximo como a si mesmo*. Esse é o verdadeiro Amor com sabedoria, em todos os momentos da vida e através dos tempos, pois existe um poder imenso nas frequências vibracionais dos sentimentos de amor, tudo é possível se vibrarmos sempre nessa energia. Essa é a chama amorosa do segundo Raio, se manifestando através de suas frequências de luz e cor dourada.

O terceiro Raio, de chama Rosa, tem a doce e amada Mestra Rowena, e como Arcanjo, Samuel. Sua chama rosa traz para os que vibram nessa cor o Amor puro e incondicional, desenvolve a paciência e a compreensão, fortalecendo a Fé nos corações através das vibrações em comunicação direta com Deus.

O quarto Raio, de chama Branca, tem como Mestre Seraphis Bey, e como Arcanjo, Gabriel. Quando estamos envolvidos na chama branca, estamos sendo limpos e colocados no processo evolutivo, caminhando com proteção para a ressurreição neste plano, através de um modelo de vida e posturas divinas, que nos vão aproximando das dimensões mais elevadas e sutis, onde o Amor é a frequência máxima.

O quinto Raio, de chama Verde, tem como Mestre Hilarion, e como Arcanjo, Rafael. Esse raio potencializa todas as ações e buscas da verdade e da cura de todos os corpos físicos, mentais e espirituais. Desenvolve o foco e a concentração daqueles que buscam aprender e evoluir, realizando ao mesmo tempo uma limpeza de *karmas* do passado e uma purificação pela chama verde.

O sexto Raio, de chama Rubi, é aquele no qual Mestre Jesus trabalhou até o milênio passado. Nos últimos tempos, a Mestra Nada o assumiu, junto com o Arcanjo Uriel, e, através da chama desse raio, trazem paz, silêncio, devoção e Amor puro, ajudando no serviço de servir e se entregar, sem ego e movido pelo puro amor crístico devocional.

O sétimo Raio, de chama Violeta, tem como Mestre Saint Germain. A Mestra Kuan Yin e o Arcanjo Ezequiel trabalham nessa chama violeta o poder da transmutação, trazendo oportunidades de purificação e consequente liberdade pela ascensão. O poder dos apelos e afirmações movidos pelo coração será potencializado e transmutado para outras dimensões evolutivas pelas quais a alma clama, decretando, através da *Divina Presença do Eu Sou*, que o vibrar na frequência do Amor é o caminho.

Não haveria uma melhor forma de encerrar este livro do que trazer para o tema das Cromofluidoterapias a ferramenta que abre todas as portas do caminho evolutivo: o *Amor*, a chave para dimensões mais sutis, através da intenção movida pelas frequências do coração.

Aquilo que hoje somos, o que criamos e pensamos é o que vamos projetar para fora de nosso corpo físico em forma de luzes ou sombras, cores opacas ou mais luminosas, dependendo da etapa da busca de crescimento evolutivo em que nos encontramos. Nossos pensamentos e sentimentos vibram em uma determinada frequência, e neste exato momento é quando os Mestres Ascencionados nos olham, nos percebem e identificam através das luzes e cores que estamos projetando, isto é, nos veem como estamos nos sentindo, como estamos vibrando, em que plataforma evolutiva estamos e que raio estamos refletindo neste momento da vida. Nossos ressentimentos, tristezas, críticas, mágoas e raiva irão projetar sombras em nosso entorno que irão encobrir a nossa luz interior, fazendo com que as cores visualizadas sejam opacas e densas, as piores cores que podem envolver os humanos. Essas sombras devem ser transmutadas por luz e cores claras, vibrantes, que só podem ser produzidas pelo Amor, pela perfeição de sentimentos, ações e pensamentos.

No presente, somos uma alma habitando um corpo e conduzindo uma existência neste plano físico. Sabemos que, ao nascermos, a vida é energia pura e imaculada, que "ELE" amorosamente nos dá para que a usemos, vivendo e evoluindo da melhor forma possível. Com o passar dos anos, muitas vezes não fazemos bom uso dessa abençoada energia de luzes e cores com que fomos presenteados. Vamos, no processo de existir, toldando e obstruindo canais dessa luz pura, tornando-nos pessoas com ressentimentos, medos e a sensação de levarmos uma vida pesada e difícil. E é bem nesse momento que Deus pergunta: *O que fizeste com a energia que te foi dada?*

Está na hora de voltarmos para casa, e o caminho é entrar nas frequências altas das luzes e cores, através dos raios luminosos do Amor e da entrega. Para tal, temos que reacender a Fé em nossos corações. Quando aceleramos essas vibrações, cresce o número de frequências eletromagnéticas de luz e amor e, consequentemente, voltamos à pureza de nossa energia, nossa essência pura e imaculada, que recebemos ao adentrar neste corpo físico.

Quando uma pessoa atinge uma frequência alta e pura, em ondas curtíssimas, não mais aciona pensamentos negativos, medos, inveja e ira. As doenças são curadas, pois nenhuma dessas vibrações é compatível com as altas frequências de luz e cores dos Raios dos Mestres que nos envolvem, nos trazendo de volta para o aqui e agora, para a *presença* somente da luz, que é uma frequência superior que entra e permanece em nossos corações e pensamentos.

Agora que sabemos que tudo que nutrimos em nossos corações e pensamentos cresce e aumenta com as vibrações, precisamos atentar para o tipo de ondas eletromagnéticas que estamos emitindo. Devemos apenas iluminar, pois somente um *coração iluminado* pelo amor incondicional está pronto e preparado para que *Deus o habite e nele permaneça.*

Acredito que o Universo não entende palavras, ele entende as frequências vibracionais que são emitidas através das mentalizações positivas e amorosas, da pulsação do coração. Como uma alma que habita um corpo, temos Deus vibrando em nossos corações, de forma que, em nossa essência, atraímos uma energia atômica ilimitada, através das frequências do poder do Amor. No entanto, pela nossa forma impura de ser, ainda não conseguimos recebê-*Lo* perfeitamente. Por isso, temos que elevar nossas vibrações até as mais altas frequências do Amor e realizar um *plug* energético em sintonia com o pulsar e com o ritmo do coração. Primeiramente, realizamos essa sintonia em nós mesmos, e depois a ressoaremos em tudo e todos em nosso entorno, pois o *Amor é a chave acionada pela intenção.*

Bibliografia

AJAYA, Swami. *Vivendo com os Mestres do Himalaia*. São Paulo: Editora Pensamento, 1978.

AMBER, Reuben. *Cromoterapia – A Cura Através das Cores*. São Paulo: Editora Cultrix, 1983.

BARROS, Nelson Felice. *Medicina Complementar*. São Paulo: Editora Annablume, 2000.

BOWERS, Barbara. *Qual é a Cor de sua Aura?* São Paulo: Editora Saraiva, 1990.

BRENNAN, Barbara Ann. *Luz Emergente – A Jornada da Cura Pessoal*. São Paulo: Editora Pensamento, 2001.

CHOPRA, Deepak. *O Efeito Sombra*. São Paulo: Editora Leya, 2010.

CORBERA, Enric. *Visión Cuántica del Transgeneracional – Bioneuroemoción*. Espanha: Editora Cedro, 2014.

DOSSEY, Larry. *A Cura Além do Corpo*. São Paulo: Editora Cultrix, 2015.

EDDE, Gérard. *A Medicina Ayur-védica*. São Paulo: Editora IBRASA, 1993.

EMOTO, Masaru. *Mensagem da Água e do Universo*. São Paulo: Editora Isis, 2013.

GARDNER, Joy. *Cura Vibracional Através dos Chakras*. São Paulo: Editora Pensamento, 2007.

GIMBEL, Theo. *Forma, Som, Cor e Cura*. São Paulo: Editora Pensamento, 2001.

GOLDMAN, Simão. *Pessoas, Animais e Cores*. Porto Alegre: Editora Artes e Letras, 1978.

GORDON, Richard. *Toque Quântico – O Poder de Curar*. São Paulo: Editora Madras, 2002.

GOSWAMI, Amit. *A Janela Visionária – Guia para Iluminação por um Físico Quântico*. São Paulo: Editora Cultrix, 2006.

HARTMAN, Jane. *Radiônica e Radiestesia*. São Paulo: Editora Pensamento, 2013.

LACY, Marie Louise. *Conhece-te Através das Cores*. São Paulo: Editora Pensamento, 2002.

LANDSDOWNE, Zachary F. *Chakras, Raios, Cores e Cristais*. São Paulo: Editora Pensamento, 2005.

LYNCH, Dudley; KORDIS, Paul. *A Estratégia do Golfinho*. São Paulo: Editora Cultrix, 1998.

MACIEL CARNEIRO, Danilo. *Ayurveda – Saúde e Longevidade na Tradição Milenar da Índia*. São Paulo: Editora Pensamento, 2016.

MENESES, Jorge. *Inteligência Quântica*. Porto Alegre: Editora Hapha, 2013.

MONTEIRO, Irineu. *Einstein: Reflexões Filosóficas*. São Paulo: Editora Alvorada, 1990.

PEIRCE, Penney. *Frequência Vibracional*. São Paulo: Editora Cultrix, 2011.

RADIN, Dean. *Mentes Interligadas*. São Paulo: Editora Aleph, 2012.

ROSSBACH, Lin Yun. *Feng Shui e a Arte da Cor*. Rio de Janeiro: Editora Campus, 1994.

VIEIRA DA CUNHA, Suzana Rangel. *Cor, Som e Movimento*. Porto Alegre: Editora Mediação, 1999.

WILLS, Pauline. *Manual de Cura pela Cor*. São Paulo: Editora Pensamento, 2000.

ZOHAR, Danah. *O Ser Quântico*. São Paulo: Editora Best Seller, 1990.

Leia outros livros da autora...

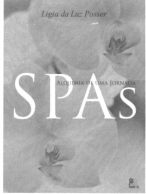

O que pode ser chamado de SPA? Como funciona? Como montar um SPA? As terapias, as técnicas, os profissionais, os produtos, uma obra única e esclarecedora sobre SPA's. A autora vai muito além, entra em um campo muito pouco ou quase nada explorado e que muitos evitam falar, mesmo que já tenham sentido ou percebido, o "campo minado" da bioenergia, da alquimia dos sentimentos e emoções e do improvável, mas que sabemos que existe.

448 págs. | ISBN: 978-85-99275-42-9 | 21 x 27cm

É sabido que o uso das energias e propriedades das pedras e cristais, direcionadas de forma correta e pontual, ao serem aplicadas no corpo humano, equilibra os canais fluídicos dos meridianos, regulando também a ação vibracional específica de cada chakra e restabelecendo o equilíbrio e a saúde. O segredo desse poder está também na força da intenção vibracional da mente humana que trabalha projetando sobre pedras brutas ou bastões de cristais lapidados a intenção de cura, equilíbrio e amor à pessoa a ser

160 págs. | ISBN: 978-85-5527-009-3 | 16 x 23cm

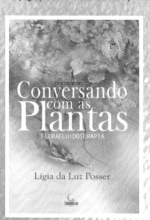

Olhei ao redor e vi margaridas, pés de milho balançando, roseiras sorridentes, a grama se estendendo como um tapete, todos me convidando para atravessar e adentrar neste mundo de interconexões. Gostei do convite, aceitei de imediato. Aceitei, me entreguei e agora estou compartilhando com todos os leitores as infinitas possibilidades do Mundo dos Vegetais e de estabelecermos comunicações e trocas muito inteligentes e prazerosas para ambos. Para nos comunicarmos com as plantas, devemos ir além dos cinco sentidos e, à medida que nos conectarmos, novas sinapses e conexões neuronais se formarão e voltaremos a ser integrais, com uso ampliado de nossas possibilidades neuromentais.

200 págs. | ISBN: 978-85-5527-042-0 | 16 x 23cm